糖代謝異常者における循環器病の診断・予防・治療に関するコンセンサスステートメント

［監修］日本循環器学会, 日本糖尿病学会

［編集］日本循環器学会・日本糖尿病学会 合同委員会

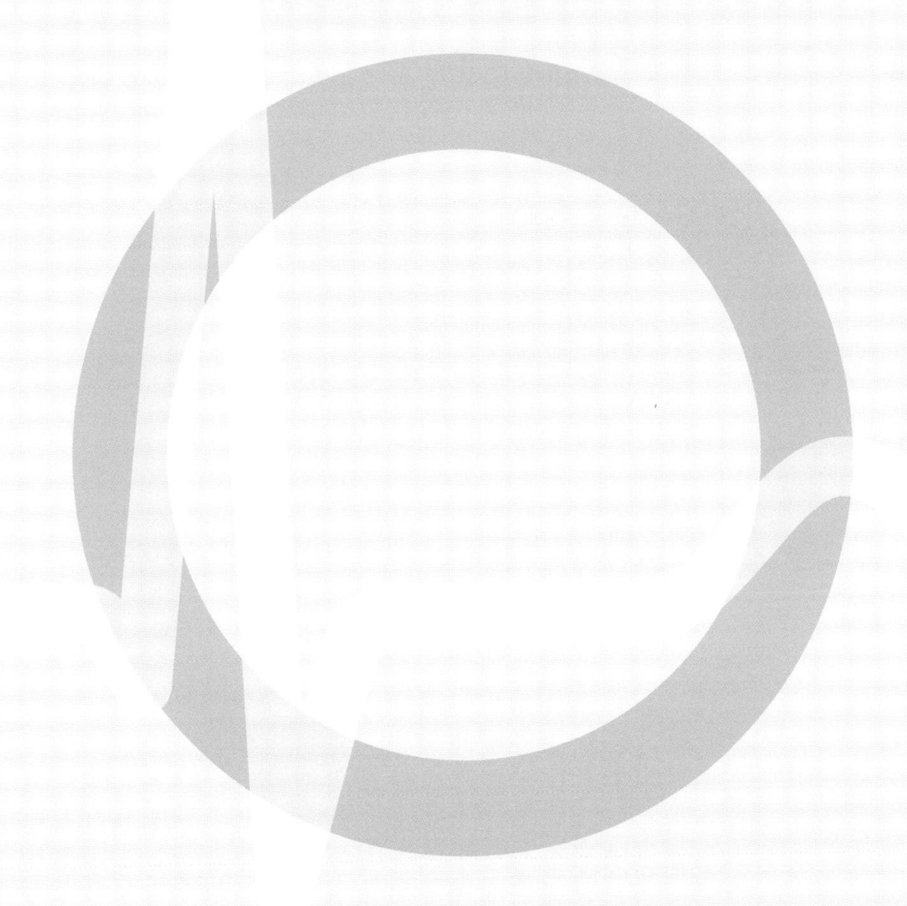

Diagnosis, Prevention, and Treatment of Cardiovascular Diseases in People with Type 2 Diabetes and Pre-Diabetes: A Consensus Statement Jointed from The Japanese Circulation Society and The Japan Diabetes Society

南江堂

委員会一覧

■ 監　修

日本循環器学会
日本糖尿病学会

■ 編　集

日本循環器学会・日本糖尿病学会　合同委員会

■ 委　員（五十音順）

［日本循環器学会］

伊藤　　浩　岡山大学大学院医歯薬総合研究科 循環器内科学
佐田　政隆　徳島大学大学院医歯薬学研究部 循環器内科学分野
田中　敦史　佐賀大学医学部 循環器内科
野出　孝一　佐賀大学医学部 循環器内科
室原　豊明　名古屋大学大学院医学系研究科 循環器内科学

［日本糖尿病学会］

荒木　栄一　熊本大学大学院生命科学研究部 代謝内科学
稲垣　暢也　京都大学大学院医学研究科 糖尿病・内分泌・栄養内科学
植木浩二郎　国立国際医療研究センター研究所 糖尿病研究センター

■ 執筆協力者（五十音順）

［日本循環器学会］

石井　秀樹　名古屋大学大学院医学系研究科 循環器内科学

［日本糖尿病学会］

今井健二郎　国立国際医療研究センター研究所 糖尿病情報センター
杉山　雄大　国立国際医療研究センター研究所 糖尿病情報センター
山根　俊介　京都大学大学院医学研究科 糖尿病・内分泌・栄養内科学

序文

今から約70年前に始められた米国のコホート研究であるフラミンガム研究によって，高血圧，脂質異常症，喫煙と並んで糖尿病が循環器疾患の危険因子であることが明らかとなった．それ以来多くの研究が行われ，糖尿病は動脈硬化を促進することによって心筋梗塞などの虚血性心疾患や脳卒中，大動脈瘤，末梢動脈疾患を惹起することがよく知られるようになったが，最近糖尿病は心不全の原因としても大いに注目されている．国内外数十万人の観察研究によると糖尿病患者の約1/3に循環器疾患を認めるが，最初に発症する循環器疾患として最も頻度が高いのは，心筋梗塞や脳卒中ではなく心不全であることが報告されている．また糖尿病患者が心不全を発症した場合の予後は，心筋梗塞や脳卒中を発症した場合よりも不良であることもわかってきた．糖尿病患者は，心筋梗塞を発症すると心臓の収縮機能が低下し，駆出率の低下した心不全HFrEFを発症しやすくなるが，心筋梗塞を発症しなくとも，拡張機能が障害されやすいため，収縮機能の保たれた心不全HFpEFを発症する．超高齢社会を迎えているわが国において，心不全の患者数，死亡者数は激増し，“心不全パンデミック”といわれているが，なかでもHFpEF患者の増加が顕著である．一昨年医療基本法としてはがんに次いで2番目の「脳卒中・循環器病対策基本法」が成立した．この法律の基本理念のひとつに循環器病の予防があり，なかでも心不全をはじめとした循環器病予防としての糖尿病対策は重要である．

それでは，糖尿病患者が循環器疾患を発症しないためにはどうしたらよいのであろうか．当然血糖の管理が重要ではあるが，糖尿病に特徴的な細小血管の異常によって起こる腎臓病，網膜症，神経障害は血糖の管理により短期間に抑制されるのに対し，大血管障害に起因する心筋梗塞や脳卒中などの発症を抑制するには長期間を要する．高血圧症や脂質異常症ではそれぞれ血圧とコレステロールの管理により循環器疾患の発症を抑制できるのに対し，血糖の管理だけでは十分ではないところが糖尿病治療の難しさである．ところが最近になり，心不全や大血管疾患の発症を大きく抑制し，生命予後までも改善するといった大規模臨床試験やreal world dataが数多く発表され，クリニカルプラクティスにパラダイムシフトが生じている．欧米では，そのようなエビデンスに基づき糖尿病と循環器の専門家が合同で糖尿病治療に関するステートメントを発表していることを鑑み，わが国でも日本糖尿病学会と日本循環器学会が合同でコンセンサスステートメントを作成した．本ステートメントは，単に上述した最近のエビデンスにとどまらず，糖代謝異常者における循環器病の診断・予防・治療に関する重要なポイントが網羅されている．大変多忙ななか，本書を作成してくださった両学会の編集委員の先生方に感謝申し上げるとともに，本書が糖代謝異常者の診療に役立つことを心より祈念している．

2020年3月

日本循環器学会代表理事
東京大学大学院医学系研究科循環器内科学
小室　一成

序 文

現在わが国には約1千万人の糖尿病患者が存在し，国民病と呼ばれている．日本人はインスリン分泌低下の遺伝素因を有している．そこに，欧米型生活習慣が一般化し，肥満・内臓脂肪蓄積が増加し，それに伴うインスリン抵抗性が加わって2型糖尿病が増加してきた．

肥満・内臓脂肪蓄積に伴って糖尿病のみならず高血圧や脂質異常の合併が多く，網膜症・腎症・神経障害のみならず心血管疾患の重大なリスクファクターとなっている．また，糖尿病患者の2/3が65歳以上の高齢者となり，糖尿病に心不全を合併することが増加している．

糖尿病治療の目標は，健康な人と変わらない寿命の確保と日常生活の質(QOL)の維持であり，そのためには糖尿病細小血管合併症(網膜症，腎症，神経障害)および動脈硬化性疾患(冠動脈疾患，脳血管障害，末梢動脈疾患)の発症，進展の阻止が必要であり，それに向けて血糖，体重，血圧，血清脂質の良好なコントロール状態の維持が重要である．2型糖尿病患者を対象に多因子介入を行ったわが国の大規模臨床試験J-DOIT3は，厳格で安全な多因子介入が糖尿病の血管合併症を抑制しうることを明確に示した．このような糖尿病における細小血管合併症や動脈硬化性疾患のガイドラインについては，日本糖尿病学会の『糖尿病診療ガイドライン2019』に記載されている．また，日本循環器学会は循環器領域の各疾患毎に『循環器病ガイドラインシリーズ』を発刊し，その中で糖尿病を合併した循環器疾患のガイドラインを示してきた．

この度，日本糖尿病学会と日本循環器学会は糖尿病と循環器病の密接な関連に鑑み，その病態，治療，予後に関するわが国を含む国際的な最新のエビデンスを踏まえ『糖代謝異常者における循環器病の診断・予防・治療に関するコンセンサスステートメント』を発刊した．これは日本糖尿病学会と日本循環器学会から推薦された委員からなる合同委員会によって作成され，両学会の理事会で承認されたものである．その内容は糖代謝異常と循環器疾患の診断から，糖代謝異常における大血管障害，心不全，心房細動の予防・治療，糖尿病専門医から循環器専門医への紹介基準・循環器専門医から糖尿病専門医への紹介基準まで包括的な内容になっている．記載も図表を多用してわかりやすく，かつ必要な文献が網羅されている．本コンセンサスステートメントは日本糖尿病学会と日本循環器学会が合同で作成したはじめての本邦独自のステートメントであり，Introductionにあるように，「一般医家における日常診療の指針であると同時に，各専門医間での情報共有および相互理解のための指針，さらには両診療科間の紹介基準の提供といった幅広い臨床場面での利活用を想定している」．大変多忙な中，本書を作成してくださった両学会の委員の先生方に感謝申し上げるとともに，本書が糖代謝異常者・糖尿病患者の循環器病の診療に役立ち，わが国のこの分野での治療の向上に繋がることを祈念している．

2020年3月

日本糖尿病学会理事長
東京大学大学院医学系研究科糖尿病・生活習慣病予防講座
門脇 孝

利益相反に関して

日本循環器学会・日本糖尿病学会 合同委員会では，委員および執筆協力者と企業との間の経済的関係につき，以下の基準で過去3年間の利益相反状況の申告を得た．

<利益相反開示項目>　該当する場合は具体的な企業名(団体名)を記載．該当しない場合は「該当なし」を記載する．

1. 企業や営利を目的とした団体の役員，顧問職の有無と報酬額(1つの企業・団体からの年間100万円以上)
2. 株の保有と，その株式から得られる利益(1つの企業の年間の利益が100万円以上，あるいは当該株式の5%以上を保有する場合)
3. 企業や営利を目的とした団体から支払われた特許使用料(1つの特許使用料が年間100万円以上)
4. 企業や営利を目的とした団体から会議の出席(発表，助言など)に対し，研究者を拘束した時間・労力に対して支払われた日当，講演料など(1つの企業・団体からの年間の講演料が合計50万円以上)
5. 企業や営利を目的とした団体がパンフレットなどの執筆に対して支払った原稿料(1つの企業・団体からの年間の原稿料が合計50万円以上)
6. 企業や営利を目的とした団体が提供する研究費(1つの企業・団体から医学系研究(共同研究，受託研究，治験など)に対して申告者が実質的に使途を決定し得る研究契約金の総額が年間100万円以上)
7. 企業や営利を目的とした団体が提供する奨学(奨励)寄附金(1つの企業・団体から申告者個人または申告者が所属する講座・分野または研究室に対して申告者が実質的に使途を決定し得る寄附金の総額が年間100万円以上)
8. 企業などが提供する寄附講座に申告者らが所属している場合
9. 研究とは直接に関係しない旅行，贈答品などの提供(1つの企業・団体から受けた報酬総額が年間5万円以上)

日本循環器学会・日本糖尿病学会 合同委員会はすべて「糖代謝異常者における循環器病の診断・予防・治療に関するコンセンサスステートメント」の内容に関して，医療・医学の専門家あるいは専門医として，科学的および医学的公正さと妥当性を担保し，対象となる疾患の診療レベルの向上，対象患者の健康寿命の延伸・QOLの向上を旨として編集作業を行った．利益相反の扱いに関しては，内科系関連学会の「医学系研究の利益相反(COI)に関する共通指針」に従った．

申告された企業名は以下の通りである(対象期間は2017年1月1日～2019年12月31日)．企業名は2019年12月現在の名称とした(五十音順)．

役割	学会	氏名（五十音順）	1. 報酬額（役員，顧問職）100万円以上	2. 株式の利益 100万円以上 or 5% 以上の保有	3. 特許使用料 100万円以上	4. 講演料 50万円以上	5. 原稿料 50万円以上
			6. 研究費・助成金 100万円以上	7. 奨学（奨励）寄附金 100万円以上	8. 寄附講座 100万円以上	9. 旅費，贈答品 5万円以上	B. 申告者の配偶者
委員	糖尿病学会	荒木栄一	なし	なし	なし	アストラゼネカ，MSD，小野薬品工業，興和，サノフィ，大日本住友製薬，田辺三菱製薬，ノボ ノルディスクファーマ	なし
			なし	アステラス製薬，MSD，小野薬品工業，サノフィ，第一三共，大正製薬，大日本住友製薬，武田薬品工業，田辺三菱製薬，日本ベーリンガーインゲルハイム，ノバルティスファーマ，ノボ ノルディスクファーマ，バイエル薬品，ファイザー	MSD，小野薬品工業，テルモ	なし	なし
執筆協力者	循環器学会	石井秀樹	なし	なし	なし	アステラス製薬，アストラゼネカ，MSD，第一三共，中外製薬，バイエル薬品，ファイザ ，ブリストル・マイヤーズ スクイブ	なし
			なし	なし	なし	なし	なし
委員	循環器学会	伊藤　浩	なし	なし	なし	アストラゼネカ，小野薬品工業，興和，第一三共，大正ファーマ，武田薬品工業，田辺三菱製薬，日本ベーリンガーインゲルハイム，ノバルティスファーマ，バイエル薬品，ファイザー	なし
			興和，ノバルティスファーマ	アステラス製薬，MSD，小野薬品工業，興和，サノフィ，第一三共，大正ファーマ，大日本住友製薬，武田薬品工業，田辺三菱製薬，日本ベーリンガーインゲルハイム，持田製薬	日本メドトロニック	なし	なし

役割	学会	氏名（五十音順）	1. 報酬額（役員，顧問職）100万円以上	2. 株式の利益 100万円以上 or 5%以上の保有	3. 特許使用料 100万円以上	4. 講演料 50万円以上	5. 原稿料 50万円以上
			6. 研究費・助成金 100万円以上	7. 奨学（奨励）寄附金 100万円以上	8. 寄附講座 100万円以上	9. 旅費，贈答品 5万円以上	B. 申告者の配偶者
委員	糖尿病学会	稲垣暢也	なし	なし	なし	アステラス製薬，MSD，小野薬品工業，興和，武田薬品工業，田辺三菱製薬，日本ベーリンガーインゲルハイム，ノボ ノルディスクファーマ	なし
			第一三共，テルモ，Drawbridge,Inc.	アステラス製薬，MSD，小野薬品工業，キッセイ薬品工業，協和キリン，サノフィ，三和化学研究所，第一三共，大日本住友製薬，武田薬品工業，田辺三菱製薬，帝人ファーマ，日本イーライリリー，日本たばこ産業，日本ベーリンガーインゲルハイム，ノバルティスファーマ，ノボ ノルディスクファーマ，Life Scan Japan	なし	なし	なし
執筆協力者	糖尿病学会	今井健二郎	なし	なし	なし	なし	なし
			なし	なし	なし	なし	なし
委員	糖尿病学会	植木浩二郎	なし	なし	なし	アステラス製薬，アストラゼネカ，MSD，小野薬品工業，サノフィ，第一三共，大日本住友製薬，武田薬品工業，田辺三菱製薬，日本ベーリンガーインゲルハイム，ノボ ノルディスクノァーマ	なし
			アステラス製薬，アボット・ジャパン，MSD，日本イーライリリー，日本ベーリンガーインゲルハイム，ノボ ノルディスク ファーマ	アステラス製薬，MSD，小野薬品工業，協和キリン，大日本住友製薬，武田薬品工業，田辺三菱製薬，日本ベーリンガーインゲルハイム，ノボ ノルディスクファーマ	なし	なし	なし
委員	循環器学会	佐田政隆	なし	なし	なし	アステラス・アムジェン・バイオファーマ，アステラス製薬，MSD，興和創薬，第一三共，武田薬品工業，田辺三菱製薬，日本ベーリンガーインゲルハイム，バイエル薬品，ブリストル・マイヤーズ スクイブ	なし
			第一三共，日本ベーリンガーインゲルハイム，バイエル薬品	アステラス製薬，MSD，第一三共，武田薬品工業，田辺三菱製薬	日本ベーリンガーインゲルハイム	なし	なし

役割	学会	氏名（五十音順）	1. 報酬額（役員，顧問職）100万円以上 / 6. 研究費・助成金100万円以上	2. 株式の利益100万円以上 or 5%以上の保有 / 7. 奨学（奨励）寄附金100万円以上	3. 特許使用料100万円以上 / 8. 寄附講座100万円以上	4. 講演料50万円以上 / 9. 旅費，贈答品5万円以上	5. 原稿料50万円以上 / B. 申告者の配偶者
執筆協力者	糖尿病学会	杉山雄大	なし	なし	なし	なし	なし
			なし	なし	JMDC	なし	なし
委員	循環器学会	田中敦史	なし	なし	なし	なし	なし
			グラクソ・スミスクライン	なし	なし	なし	なし
委員	循環器学会	野出孝一	なし	なし	なし	アステラス製薬，アストラゼネカ，MSD，大塚製薬，小野薬品工業，興和創薬，第一三共，武田薬品工業，田辺三菱製薬，日本イーライリリー，日本ベーリンガーインゲルハイム，バイエル薬品	なし
			旭化成，アステラス製薬，田辺三菱製薬，帝人ファーマ，テルモ，日本ベーリンガーインゲルハイム，バイエル薬品，米国イーライリリー	アステラス製薬，小野薬品工業，第一三共，武田薬品工業，帝人ファーマ，日本イーライリリー，日本ベーリンガーインゲルハイム，ノバルティスファーマ，バイエル薬品，ファイザー，ブリストル・マイヤーズ スクイブ，サノフィ	なし	なし	なし
委員	循環器学会	室原豊明	なし	なし	なし	アクテリオン ファーマシューティカルズジャパン，アステラス・アムジェン・バイオファーマ，アストラゼネカ，MSD，興和，第一三共，武田薬品工業，田辺三菱製薬，日本ベーリンガーインゲルハイム，バイエル薬品	なし
			なし	アステラス製薬，大塚製薬，第一三共，武田薬品工業，帝人ファーマ，バイエル薬品	なし	なし	なし
執筆協力者	糖尿病学会	山根俊介	なし	なし	なし	なし	なし
			なし	田辺三菱製薬	なし	なし	なし

組織としての利益相反

日本循環器学会の事業活動における資金提供を受けた企業を記載する（対象期間は 2017 年 1 月 1 日～ 2019 年 12 月 31 日）.

共催セミナー
アクテリオン ファーマシューティカルズジャパン，旭化成ゾールメディカル，アステラス・アムジェン・バイオファーマ，アステラス製薬，アストラゼネカ，アボットジャパン，アボットバスキュラー ジャパン，アボットメディカルジャパン，アリーア メディカル，Alnylam Japan，アンジェス，EA ファーマ，エー・アンド・デイ，エーザイ，エージェリオン ファーマシューティカルズ，エドワーズライフサイエンス，MSD，LSI メディエンス，大塚製薬，小野薬品工業，冠攣縮研究会，キヤノンメディカルシステムズ，協和メデックス，クオリプス，グラクソ・スミスクライン，興和創薬，寿製薬，サノフィ，沢井製薬，サンメディカル技術研究所，三和化学研究所，CSL ベーリング，シーメンスヘルスケア・ダイアグノスティクス，JCR ファーマ，塩野義製薬，シミックホールディング，スズケン，積水メディカル，センチュリーメディカル，セント・ジュード・メディカル，第一三共，大正ファーマ，大日本住友製薬，武田薬品工業，田辺三菱製薬，中外製薬，ツムラ，DS ファーマバイオメディカル，帝人在宅医療，帝人ファーマ，テルモ，デンソー，東芝メディカルシステムズ，東ソー，東レ，トーアエイヨー，ニプロ，日本アビオメッド，日本イーライリリー，日本医療機器開発機構，日本核医学会，日本化薬，日本ゴア，日本心臓核医学会，日本新薬，日本ベーリンガーインゲルハイム，日本メジフィジックス，日本メドトロニック，日本ライフライン，ノボ ノルディスク ファーマ，バイエル薬品，バイオトロニックジャパン，ファイザー，フィリップス・レスピロニクス合同会社，フクダライフテック，フクダ電子，富士フイルム RI ファーマ，富士フイルムメディカル，富士フイルム富山化学，富士薬品，富士レビオ，ブリストル・マイヤーズ スクイブ，ボストン・サイエンティフィック ジャパン，ボルケーノ・ジャパン，マイラン EPD，持田製薬，レスメド
賛助会員
アステラス製薬，アストラゼネカ，医学書院，上田日本無線，エーザイ，MSD，エリメント HRC，大塚製薬，大村印刷，オムロンヘルスケア，カイトー，学樹書院，科研製薬，京都薬品工業，協和企画，グッドマン，河北印刷，興和創薬，コングレ，サノフィ，GE ヘルスケアジャパン，シーメンスヘルスケア，JTB 西日本 MICE 事業部，島津製作所 医用事業企画部，セント・ジュード・メディカル，損害保険ジャパン，第一三共 マーケティング部，大正ファーマ，大日本住友製薬，田辺三菱製薬，帝人ファーマ，東京プランニングセンター，東レ・メディカル，トーアエイヨー，鳥居薬品，南江堂，日宣テクノ・コムズ，ニプロ，日本コンベンションサービス，日本ゼオン，日本ベーリンガーインゲルハイム，日本メジフィジックス，日本メドトロニック，バイエル薬品，バイオトロニックジャパン，日立アロカメディカル，ファイザー，フクダコーリン，福田商店広告部，フクダ電子，ブリストル・マイヤーズ スクイブ，プロアクティブ，平和物産，メジカルビュー社，メディカルレビュー社，持田製薬，ヨシダ印刷，ラジオメーター，ロシュ・ダイアグノスティックス
研究助成
なし
顕彰制度
日本心臓財団

日本糖尿病学会の事業活動における資金提供を受けた企業を記載する（対象期間は 2017 年 1 月 1 日～ 2019 年 12 月 31 日）.

共催セミナー
アークレイ，アークレイマーケティング，旭化成ファーマ，味の素，あすか製薬，アステラス製薬，アストラゼネカ，アボットジャパン，アボットバスキュラージャパン，アリーア メディカル，インボディ・ジャパン，ウェルビー，エア・ブラウン，栄研化学，エーザイ，エージェリオン ファーマシューティカルズ，エスアールエル，MSD，LSI メディエンス，大塚製薬，小野薬品工業，科研製薬，キッセイ薬品工業，協和キリン，協和メデックス，ギリアド・サイエンシズ，クラシエ薬品，コヴィディエン ジャパン，興和，コスミックコーポレーション，寿製薬，サノフィ，三和化学研究所，参天製薬，ジョンソン・エンド・ジョンソン，第一三共，大正製薬，大正ファーマ，大日本住友製薬，田辺三菱製薬，武田薬品工業，テルモ，日機装，ニプロ，日本イーライリリー，日本ベーリンガーインゲルハイム，日本ベクトン・ディッキンソン，日本メドトロニック，ノバルティスファーマ，ノボ ノルディスク ファーマ，バイエル薬品，はくばく，ファイザー，フクダコーリン，フクダ電子，富士フイルムファーマ，富士フイルム富山化学，ヘルシーネットワーク，堀場製作所，マイラン EPD，持田製薬，ユネクス，LifeScan Japan，RIZAP，ロシュ DC ジャパン
賛助会員
アークレイマーケティング，アステラス製薬，アストラゼネカ，アボットジャパン，EA ファーマ，エーザイ，H プラス B ライフサイエンス，エスアールエル，MSD，小野薬品工業，科研製薬，キッセイ薬品工業，協和キリン，興和，サノフィ，三和化学研究所，塩野義製薬，シスメックス，ジョンソン・エンド・ジョンソン，積水メディカル，第一三共，大正製薬，大正ファーマ，大日本住友製薬，武田薬品工業，田辺三菱製薬，中外製薬，テルモ，東ソー，ニプロ，日本イーライリリー，日本たばこ産業，日本ベーリンガーインゲルハイム，日本メドトロニック，ノボ ノルディスク ファーマ，パナソニックヘルスケア，PHC，文光堂，堀場製作所，LifeScan Japan，ロシュ DC ジャパン
研究助成
アボットジャパン，MSD，サノフィ，武田薬品工業，日本イーライリリー，日本ベーリンガーインゲルハイム，ノボ ノルディスクファーマ
顕彰制度
サノフィ，日本イーライリリー，ノボ ノルディスク ファーマ

＊法人表記は省略．企業名は 2019 年 12 月現在の名称とした．

目 次

Introduction

糖尿病治療の最大の目的は合併症の発症を予防し，健康寿命を延伸することである．そのためには，糖尿病とその合併症のリスク因子を適切に診断し，それらに対して適切な予防策を実践すると同時に，必要に応じて包括的な治療介入を行う必要がある．

近年，糖尿病とそれに関連する合併症の疾患概念および治療方針についての新たなエビデンスが蓄積してきており，一部のクリニカルプラクティスにパラダイムシフトが生じている．そこで，それらのエビデンスを集約・アップデートし，臨床医が幅広く情報を共有することが求められている．特に，糖尿病と循環器病はその病態から予後にいたるまで極めて密接に関連することから，両診療科にまたがるクリニカルプラクティスの現状と最新のエビデンスについての相互理解を深め，それらを適切に日常臨床へ応用することが，治療目標を達成するうえで必要不可欠である．そこで，両科の枠を超えた共通のクリニカルプラクティスに関する最新のエビデンスに基づいたコンセンサスを集約することにより，診療科の間での情報共有が図られ，結果として診療の質向上に寄与すると期待される．欧米では，両科合同ステートメントが定期的に刊行されていることも鑑み，今回，耐糖能異常を含めた糖代謝異常者における循環器病の診断・予防・治療のための日本循環器学会・日本糖尿病学会合同ステートメントを発表するにいたった．

本ステートメントは，①診断，②予防・治療，③紹介基準の３つのパートから構成されており，最新のエビデンスおよび診療ガイドラインに基づいた本邦独自のコンセンサスステートメントである．また，本ステートメントは，一般医家における日常診療の指針であると同時に，各専門医間での情報共有および相互理解のための指針，さらには両診療科間の紹介基準の提供といった幅広い臨床場面での利活用を想定している．

本ステートメントが，糖代謝異常者における循環器病の管理に対して，エビデンスに基づいたより良質な医療を提供し，それぞれの予防・治療目標を適切に達成するための指針となることを期待する．

1. 診 断

1　糖代謝異常

1. 糖代謝異常を早期に診断する意義

1) 糖尿病における血糖コントロールと心血管リスク

罹患歴の短い2型糖尿病患者を対象に行われたUnited Kingdom Prospective Diabetes Study (UKPDS)では，ヘモグロビンA1c(hemoglobin A1c：HbA1c)を1%低下させることにより，心筋梗塞の発症リスクが14%減少することが示されている[1]．またUKPDS終了後10年間の観察研究では，スルホニル尿素(SU)薬およびインスリンでの強化療法群では従来療法群に比べて，トライアル終了後のHbA1cは同等であったにもかかわらず，細小血管障害や心筋梗塞の発症，糖尿病関連死や全死亡が有意に減少していた[2]．13〜39歳と若年の1型糖尿病患者を対象とし，糖尿病合併症に対する厳格な血糖コントロールの有用性を検証したDiabetes Control and Complications Trial(DCCT)終了後の観察研究でも，介入後15年までは総死亡を低下させなかったが(死亡原因として心血管死が22.4%)，その後有意に減少したことが示されている[3]．このように血糖コントロールを良好に維持することの効果は，介入終了後も長期にわたって持続し，その効果が明らかになるには長期間を要することから“metabolic memory”あるいは“legathy effect”と呼ばれ，血糖コントロールの早期介入の重要性を示唆するものと捉えられている．一方で，厳格な血糖コントロールは低血糖リスクを上昇させ，心血管イベントは減少するものの，心血管死，総死亡の減少には寄与しない，あるいはむしろ増加させる，といった報告も複数なされている[4〜7]．特に低血糖に対して脆弱な高齢者糖尿病では，血糖コントロールの方法や目標設定に注意を要するが，動脈硬化性疾患の発症・進展を抑制するうえで，糖尿病を発症早期に診断し，適切な血糖コントロールを維持することが重要である．

2) 食後高血糖と心血管リスク

75g経口ブドウ糖負荷試験(oral glucose tolerance test：OGTT)を用いて，糖代謝異常と心血管リスクの関連を検討したDiabetes Epidemiology Collaborative analysis Of Diagnostic criteria in Europe(DECODE)[8]やDiabetes Epidemiology Collaborative analysis Of Diagnostic criteria in Asia(DECODA)[9]，Funagata study[10]の結果から，空腹時血糖異常(impaired fasting glucose：IFG)では心血管リスクの増加が認められないのに対して，75g OGTT 2時間値が高値を示す耐糖能異常(impaired glucose tolerance：IGT)群で，心血管死のリスクが有意に増加することが示されている．現段階では食事負荷試験の標準化がなされておらず，実際の食後高血糖と心血管リスクとの関連に関して直接的に示した明確なエビデンスはないが，Study to Prevent Non-Insulin-Dependent Diabetes Mellitus(STOP-NIDDM)では，α-グルコシダーゼ阻害薬を用いた食後高血糖への介入により，IGT群における心血管イベント発症の抑制が認められた，と報告されている[11]．IGTの段階で診断し，介入を開始することの意義は大きいと考えられる．

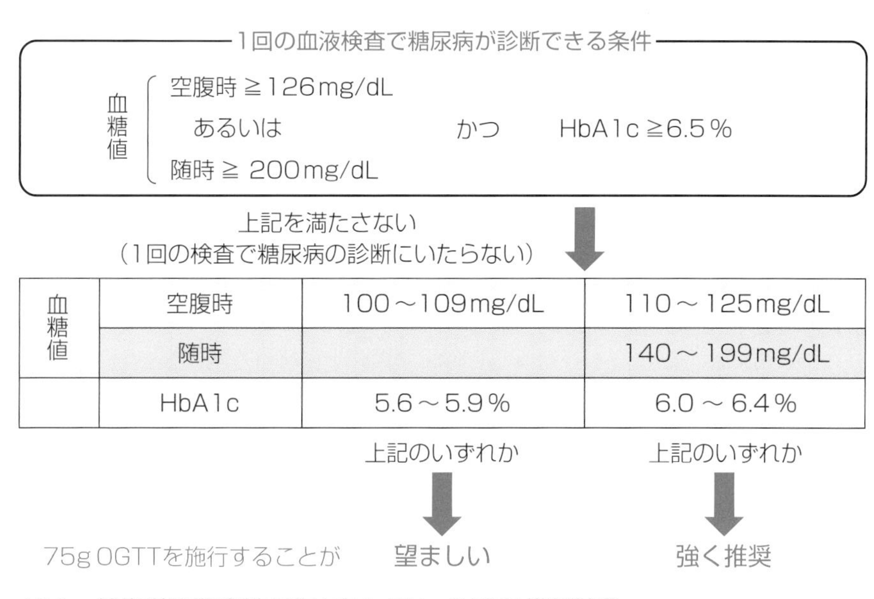

図1　糖代謝異常診断の進め方と 75g OGTT 推奨基準

2．診断の進め方（図1）

1）OGTT を行わず1回の血液検査で糖尿病の診断が可能な場合

75g OGTT は，糖尿病の診断に有用ではあるが必須ではなく，血糖値が「早朝空腹時 126mg/dL 以上」あるいは「随時 200mg/dL 以上」かつ「HbA1c が 6.5%以上」の基準を満たせば，1回の血液検査の結果から糖尿病の診断が確定できる．

著しい高血糖状態で糖負荷試験を行うと，さらなる高血糖を引き起こす可能性があるため注意を要する．

2）75g OGTT が推奨される場合

血糖値，HbA1c からは糖尿病の診断にいたらなくても，下記の場合には現在糖尿病の疑いが否定できない例や将来糖尿病の発症リスクが高い例，また心血管イベント発症の高リスク群である耐糖能異常が含まれる可能性があるため，75g OGTT を行い，より詳細に代謝状態を評価することが推奨される．高血圧症，脂質異常症，肥満など動脈硬化のリスクを持つものは特に施行が望ましい．

a）強く推奨される場合（現在糖尿病の疑いが否定できないグループ）

①空腹時血糖値が 110～125mg/dL のもの
②随時血糖値が 140～199mg/dL のもの
③HbA1c が 6.0～6.4%のもの（明らかな糖尿病の症状が存在するものを除く）
上記のいずれかを満たす場合，75g OGTT の施行が強く推奨される．

b）行うことが望ましい場合（将来糖尿病を発症するリスクが高いグループ）

①空腹時血糖値が 100～109mg/dL のもの（正常高値）

②HbA1c が 5.6〜5.9%のもの

上記を満たさなくても，濃厚な糖尿病の家族歴や肥満を有するもの.

上記のいずれかを満たす場合，75g OGTT の施行が望ましい.

3) 75g OGTT の手順

①検査日前日から当日朝まで 10 時間以上絶食ののち，空腹のまま採血し血糖値を測定する.

②空腹時採血後，ブドウ糖（無水ブドウ糖 75 g を水に溶かしたもの，またはデンプン分解産物の相当量，たとえばトレーラン G）を飲用させる.

③ブドウ糖負荷後，30 分，1 時間，2 時間で採血し血糖値を測定する.

75g OGTT で負荷後 30 分，1 時間の血糖値は糖尿病の診断基準には含まれないが，糖尿病ハイリスク群を見出すために役立つ．さらに 75g OGTT 施行時にインスリン値も同時に測定すると，インスリン初期分泌能の評価やインスリン分泌パターンの検討を行うことができ，糖尿病の病態や発症リスクの評価に有用である.

4) 75g OGTT による糖代謝状態の分類

75g OGTT の結果，空腹時血糖値，75g OGTT 2 時間値の組み合わせにより，被験者の耐糖能を正常型，境界型，糖尿病型に分類する（図 2）.

a)「糖尿病型」：①または②

①早朝空腹時血糖値 126 mg/dL 以上

②75g OGTT で 2 時間値 200 mg/dL 以上

糖尿病型を示し，以下の条件を満たす場合，糖尿病と診断できる.

・糖尿病型を 2 回確認：一度「糖尿病型」を示し，別の日に行った検査で上記（①または②）あるいは随時血糖 200 mg/dL 以上または HbA1c が 6.5%以上の場合，糖尿病と診断できる.

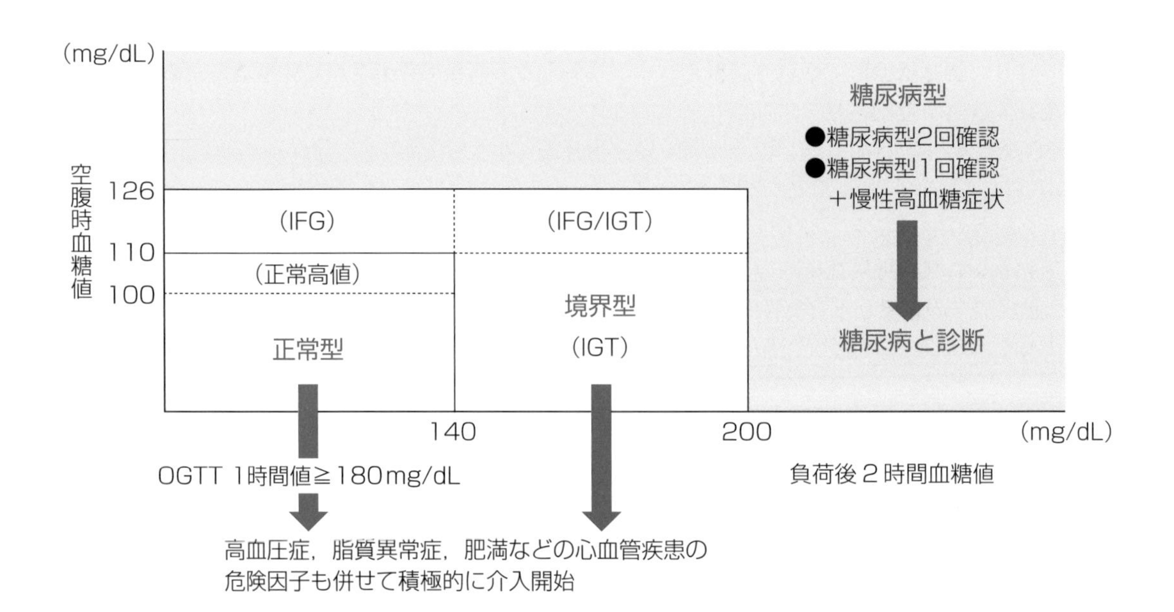

図 2　空腹時血糖値および 75g OGTT による判定区分

・糖尿病型を1回確認＋慢性高血糖症状：75g OGTTにより「糖尿病型」を示し，かつ口渇・多飲・多尿・体重減少・糖尿病網膜症といった慢性高血糖症状が確認される場合，糖尿病と診断できる．

b）「正常型」：③かつ④

③早朝空腹時血糖値110mg/dL未満

④75g OGTTで2時間値140mg/dL未満

正常型であっても75g OGTT 1時間値が180mg/dL以上の場合は，180mg/dL未満のものに比べて糖尿病に移行する危険性が高いので[12,13]，境界型に準じて対応する．

c）「境界型」：「糖尿病型」にも「正常型」にも属さないもの

OGTT 2時間値140mg/dL未満で空腹時血糖値110～125mg/dLのものを空腹時血糖異常(impaired fasting glucose：IFG)と呼び，OGTT 2時間値140～199mg/dLのものを耐糖能異常(impaired glucose tolerance：IGT)として区別することもある．上述のとおり，IGTは心疾患疾患のリスクとなりうることが示されており[10]，高血圧症，脂質異常症，肥満など危険因子を有する場合はそれらに対しても積極的に介入する．

学校健診などで尿糖陽性が指摘された際にも，上記の手順に従い，まずは空腹時，随時血糖値およびHbA1cの測定を行う．その結果，診断にいたらない場合も，上記推奨基準を目安に，75g OGTTの追加検査を検討する．

3. インスリン分泌能・インスリン抵抗性の指標

糖尿病は「インスリンの作用不足による慢性高血糖状態を主徴とする代謝疾患群」と定義される．1型糖尿病では，膵β細胞の破壊・消失によるインスリン分泌低下・枯渇が高血糖・代謝失調の原因であり，大部分の症例ではインスリン注射による治療を行わなければ生命が維持できない(インスリン依存状態)．2型糖尿病は，インスリン分泌低下やインスリン抵抗性の原因となる遺伝素因に，過食や運動不足，肥満，ストレスといった環境因子が加わり，インスリン作用不足にいたる．多くの2型糖尿病患者では，インスリン治療は生命維持に必須でないが(インスリン非依存状態)，食事療法・運動療法・経口薬による薬物療法に加えて，良好な血糖コントロールを保つためにインスリン治療を必要とする症例もある．糖代謝異常を有する患者において，インスリン分泌能，インスリン抵抗性を評価することは，治療方針を選定するうえでも重要である．空腹時採血，75g OGTTの結果などを用いて以下の指標を算出することができる．

1）インスリン分泌能の指標

インスリン分泌は，空腹時にも認められる基礎分泌と，食物摂取に伴う血糖値や消化管ホルモンの上昇により増加する追加分泌とがある．インスリン依存状態にある1型糖尿病では基礎分泌・追加分泌とも低下・消失しており，2型糖尿病では追加分泌の低下・遅延が先行して認められる．

a）インスリン分泌指数(insulinogenic index)

75g OGTTで，負荷前から負荷後30分にかけての血中インスリン増加量を，血糖値の増加量で除した値をインスリン分泌指数(insulinogenic index)といい，インスリン追加分泌のなかでも負荷後早期の分泌能(初期分泌能)の指標となる．糖尿病患者ではこの値が0.4以下となり，境界型でも

0.4 以下のものは，糖尿病への進展率が高い．

$$\text{インスリン分泌指数} = \frac{\Delta\text{血中インスリン値(30 分値}-\text{0 分値) }(\mu U/mL)}{\Delta\text{血糖値(30 分値}-\text{0 分値) }(mg/dL)}$$

b) C ペプチド

診断確定後の糖尿病患者では通常 75g OGTT は行わない．またインスリン治療中は血中インスリン値を測定しても，注射したインスリンが測定値に影響するため，インスリン分泌能の評価はできない．C ペプチドは，インスリンの前駆体が膵 β 細胞内で切断されることで生成され，インスリンと等モルで血中に分泌されるペプチドであり，インスリン分泌能の評価，特に経時的なインスリン分泌能の変化やインスリン依存状態，非依存状態の目安として用いられる．空腹時 C ペプチド値が 0.6 ng/mL 未満，24 時間尿中 C ペプチド値が 20 μg/ 日以下であれば，インスリン依存状態の可能性が高い(表 1)．清涼飲料水の過剰摂取による代謝失調や肥満によるインスリン抵抗性を合併する場合には，C ペプチド値が上記の基準を満たしていなくてもインスリン依存状態になっていることもある．C ペプチド値はあくまで目安であり，インスリン依存状態に関しては総合的に判断する必要があることに注意を要する．腎機能低下例では排泄が遅延し，血中 C ペプチドは上昇，尿中 C ペプチドは低下し，インスリン分泌能の評価は困難となる．

表 1　インスリン依存状態 / インスリン非依存状態の目安と注意点

	インスリン依存状態	インスリン非依存状態
特徴	インスリン分泌が絶対的に欠乏し，生命維持のためインスリン治療が必須	インスリンの絶対的欠乏はなく，生命維持にインスリン治療は必須ではないが，血糖コントロールのため，インスリン治療が選択される場合もある
目安	空腹時血中 C ペプチド＜0.6 ng/mL 24 時間尿中 C ペプチド≦20μg/ 日	
注意点	上記の目安を上回る値であっても，インスリン依存状態を否定できない．全身状態，代謝状態を踏まえて総合的に判断する． 腎機能低下例では排泄が遅延し，血中 C ペプチドは上昇，尿中 C ペプチドは低下し，インスリン分泌能の評価は困難となる．	インスリン非依存状態として治療中の患者でも，経年的にインスリン分泌能が低下している可能性があり，血糖コントロールの悪化を認めた場合，インスリンの減量・離脱を検討する場合などは，インスリン分泌能を評価する．

（日本糖尿病学会（編・著）．糖尿病治療ガイド 2018-2019，文光堂，2018.[14] より引用改変）

c) 緩徐進行 1 型糖尿病

急性発症 1 型糖尿病は，一般的に高血糖症状出現後 3 ヵ月以内にケトーシス・ケトアシドーシスをきたし，インスリン依存状態となる．一方，緩徐進行 1 型糖尿病(slowly progressive type 1 diabetes あるいは slowly progressive insulin-dependent diabetes mellitus：SPIDDM)の症例では，糖尿病診断時にはインスリン分泌の低下が著明でないものの，数ヵ月から数年をかけて徐々にインスリン分泌が低下しインスリン依存状態にいたる．SPIDDM は経過中，グルタミン酸脱炭酸酵素(glutamic acid decarboxylase：GAD)抗体あるいは膵島細胞抗体(islet cell cytoplasmic antibody：ICA)といった膵島関連自己抗体が陽性となる．2 型糖尿病として加療中の患者で，特に他の要因なく血糖コントロールの悪化を認めた場合には，血中 C ペプチドおよび GAD 抗体の測定を行い，SPIDDM の可能性を検討する必要がある．

2) インスリン抵抗性の指標

a) homeostasis model assessment of insulin resistance(HOMA-IR)

インスリン抵抗性の簡便な指標のひとつとして，早朝空腹時の血中インスリン値と血糖値から計算される HOMA-IR がある．空腹時血糖値 140 mg/dL 以下の場合は，他の方法で求めたインスリン抵抗性の値とよく相関する．

HOMA-IR＝(空腹時インスリン値(μU/mL)×空腹時血糖値(mg/dL))/405

HOMA-IR が 1.6 以下の場合は正常，2.5 以上の場合インスリン抵抗性ありと判定する．血糖値が 140 mg/dL を超える場合やインスリン治療中の患者では正確に評価できない．

4. 平均血糖値を反映する HbA1c 以外の指標

HbA1c の値は患者の過去 1～2 ヵ月間の平均血糖値を反映しており，同一患者内での値のばらつきが少なく，糖代謝異常の判定および血糖コントロール状態の指標として重要性が高いため診断基準にも含まれる．その反面，急激な血糖コントロールの改善・悪化時や貧血の合併時など，HbA1c 値が正確に血糖の平均を反映しない場合もある(表 2)[14]．そのような場合は，空腹時血糖値，随時血糖値，75g OGTT の結果などを総合的に判断し，糖代謝異常を診断する必要がある

糖代謝異常の診断には用いられないが，主に治療介入後の血糖推移を反映する指標として，以下に示すグリコアルブミンや 1,5-アンヒドログルシトールが用いられる．それぞれ正確な血糖推移を反映しない条件，病態が存在するため，結果の解釈には注意を要する．

表 2　HbA1c 値と平均血糖値の間に乖離があるとき

HbA1c 値が高め	HbA1c 値が低め	どちらにもなりうるもの
• 急速に改善した糖尿病 • 鉄欠乏状態	• 急速に発症・増悪した糖尿病 • 鉄欠乏性貧血の回復期 • 溶血（赤血球寿命↓） • 失血後（赤血球生成↑），輸血後 • エリスロポエチンで治療中の腎性貧血 • 肝硬変	• 異常ヘモグロビン症

（日本糖尿病学会（編・著）．糖尿病治療ガイド 2018-2019．文光堂．2018.[14] より引用改変）

1) グリコアルブミン(GA)（基準値：11～16%）

グリコアルブミンは過去約 2 週間の平均血糖値を反映する．治療内容を変更した際の短期間での効果判定や，貧血や異常ヘモグロビン症など HbA1c が平均血糖値と乖離する症例での平均血糖値評価に有用である．ネフローゼ症候群や甲状腺機能亢進症のようにアルブミンの半減期が短縮している場合に低値となり，実際の平均血糖値とは乖離を生じる．

2) 1,5-アンヒドログルシトール(1,5-AG)（基準値：14.0 μg/mL 以上）

1,5-AG は，尿糖排泄量の増加に伴い血中濃度が低下する．このため HbA1c，GA とは逆に高血糖状態で低値となる．1,5-AG は，一過性の血糖上昇に対しても低下を示し，いったん低値になったあとの上昇は緩徐であるため，食後高血糖のみを呈する IGT の段階から陽性(低値)となる．一方で，大量の尿糖排泄があるような状況では血糖コントロールの変化が 1,5-AG 値に反映されにく

い．近年臨床で用いられるようになったSGLT2阻害薬は，近位尿細管のSGLT2を選択的に阻害することで尿糖の再吸収を抑制し，尿糖排泄を促すため，1,5-AGでの平均血糖値の評価は困難となる．

文献

1) Stratton IM, Adler AI, Neil HA, et al. Association of glycaemia with macrovascular and microvascular complications of type 2 diabetes (UKPDS 35): prospective observational study. BMJ. 2000; **321**: 405-412.

2) Holman RR, Paul SK, Bethel MA, et al. 10-year follow-up of intensive glucose control in type 2 diabetes. N Engl J Med. 2008; **359**: 1577-1589.

3) Orchard TJ, Nathan DM, Zinman B, et al. Association between 7 years of intensive treatment of type 1 diabetes and long-term mortality. JAMA. 2015; **313**: 45-53.

4) Ray KK, Seshasai SR, Wijesuriya S, et al. Effect of intensive control of glucose on cardiovascular outcomes and death in patients with diabetes mellitus: a meta-analysis of randomised controlled trials. Lancet. 2009; **373**: 1765-1772.

5) Hemmingsen B, Lund SS, Gluud C, et al. Targeting intensive glycaemic control versus targeting conventional glycaemic control for type 2 diabetes mellitus. Cochrane Database Syst Rev. 2013; (11): CD008143.

6) Kähler P, Grevstad B, Almdal T, et al. Targeting intensive versus conventional glycaemic control for type 1 diabetes mellitus: a systematic review with meta-analyses and trial sequential analyses of randomised clinical trials. BMJ Open. 2014; **4**: e004806.

7) Fullerton B, Jeitler K, Seitz M, et al. Intensive glucose control versus conventional glucose control for type 1 diabetes mellitus. Cochrane Database Syst Rev. 2014; (2): CD009122.

8) DECODE Study Group, the European Diabetes Epidemiology Group. Glucose tolerance and cardiovascular mortality: comparison of fasting and 2-hour diagnostic criteria. Arch Intern Med. 2001; **161**: 397-405.

9) Nakagami T; DECODA Study Group. Hyperglycaemia and mortality from all causes and from cardiovascular disease in five populations of Asian origin. Diabetologia. 2004; **47**: 385-394.

10) Tominaga M, Eguchi H, Manaka H, et al. Impaired glucose tolerance is a risk factor for cardiovascular disease, but not impaired fasting glucose. The Funagata Diabetes Study. Diabetes Care. 1999; **22**: 920-924.

11) Chiasson JL, Josse RG, Gomis R, et al; STOP-NIDDM Trial Research Group. Acarbose treatment and the risk of cardiovascular disease and hypertension in patients with impaired glucose tolerance: the STOP-NIDDM trial. JAMA. 2003; 23; **290**: 486-494.

12) Oka R, Aizawa T, Miyamoto S, et al. One-hour plasma glucose as a predictor of the development of Type 2 diabetes in Japanese adults. Diabet Med. 2016; **33**: 1399-1405.

13) Alyass A, Almgren P, Akerlund M, et al. Modelling of OGTT curve identifies 1 h plasma glucose level as a strong predictor of incident type 2 diabetes: results from two prospective cohorts. Diabetologia. 2015; **58**: 87-97.

14) 日本糖尿病学会(編・著)．糖尿病治療ガイド 2018-2019，文光堂，東京，2018.

2 循環器疾患

1. 動脈硬化性疾患(特に冠動脈疾患)

糖尿病患者は冠動脈疾患そして脳梗塞・末梢動脈疾患のハイリスク群である. Finnish 研究では 2 型糖尿病は心筋梗塞既往例と同じ冠動脈事故リスクを有することが指摘されている[1]. メタ解析でも 2 型糖尿病患者は正常例に比べて冠動脈疾患や脳卒中が 1.5〜3.6 倍に増加するとされている[2]. そして, このような心血管イベントは糖尿病患者の死因となる. もし, 急性心筋梗塞や心臓突然死が発症する前に動脈硬化病変が存在するハイリスク群を診断できれば生活習慣の改善を促し, 積極的な薬物治療介入を行い, 予防することが可能となる.

現在, 冠動脈疾患スクリーニングとして広く行われているのは運動負荷心電図検査である. この検査は心筋虚血を誘発により冠動脈狭窄を診断するものであるが, 問題がある. 冠動脈硬化があっても狭窄が有意なものでなければ, 正常と診断されてしまうことである. 多くの冠動脈イベントが心筋虚血を生じないレベルの狭窄病変の破綻と血栓による閉塞から発症している[3,4]. このような背景もあって, 個々の患者における冠動脈イベントのリスク層別化とハイリスク群の同定を行うことに主眼が向けられるようになった.

1. スクリーニング検査

1) 前糖尿病状態からの動脈硬化の進行と検査の関係

動脈硬化の進行経過と諸検査との関係を図 1 に示す. インスリン抵抗性は糖尿病発症の 10 年以上前から認められるが, インスリン分泌亢進のため血糖値は正常である. その段階から血管内皮機能障害が出現する. インスリン分泌が, 低下すると血糖値が上昇し, 糖尿病が発症する. その前後で血管スティフネスが増加し, 特に収縮期血圧が上昇する. 糖尿病罹病期間が長くなるあるいは重症になるとアテロームが形成され, 心血管イベントリスクがさらに上昇することになる.

2) 血液検査

HbA1c の上昇とともに冠動脈イベントが増加するが, 注意すべき点が 2 つある. HbA1c が正常範囲であっても心血管イベントが起きること, そして糖尿病治療により HbA1c が低下させても心血管イベントが必ずしも減少するとは限らないことである[5]. 脂質異常症(非空腹時高脂血症, 低 HDL-C 血症), LDL-C 上昇, 慢性腎臓病の進行(血清クレアチニン上昇, eGFR 低下, 尿中微量アルブミン量[6])が冠動脈イベントに関連する危険因子とされている. これらのリスク因子から冠動脈イベントを予測するスコアシステムがいくつか提唱されている(SCORE risk chart, Framingham (coronary heart disease) risk score, ACC/AHA ASCVD risk calculator)[7〜9]. たとえば, Framingham risk score は, 性別, 年齢, 総コレステロール, HDL-C, 収縮期血圧, 喫煙歴から算出される 10 年間の冠動脈疾患発症リスクを推定するスコアであり[8], web で簡単に計算できることから診療の参考になる.

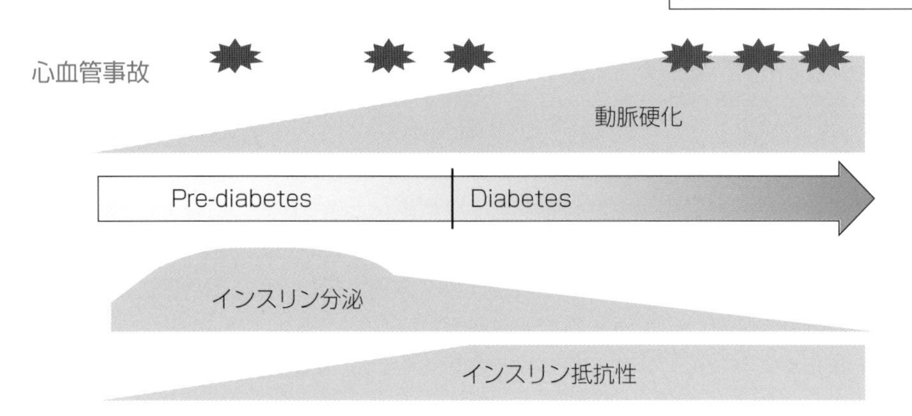

図１　動脈硬化検査の意義と糖尿病ステージの関係

前糖尿病 prediabetes の段階から血管内皮機能の低下，そして血管スティフネスの増加(硬化)が生じる．そして糖尿病になるとアテローム形成による血管閉塞が出現しやすくなる．心血管イベントは前糖尿病段階から生じ，糖尿病罹病期間名がなくなるほどリスクが高くなる．

ABI：ankle-brachial blood pressure index，CAVI：cardio-ankle vascular index，FMD：flow-mediated dilation，IMT：intima-media thickness，MDCT：multidetector raw computed tomography，PWV：pulse wave velocity，RHI：reactive hyperemic index

他方，動脈硬化は炎症性疾患の側面がある．不安定プラークがあると血管の微小な炎症を反映する高感度CRP(hsCRP)が上昇するといわれている．hsCRPの上昇は心血管イベントや死亡リスクが上昇と関係する[10]．0.2 mg/L以上はそれ未満の症例よりも心血管イベントリスクが上昇することが知られている[11]．

3) 12誘導心電図

最も簡便な検査である．12誘導心電図が正常であれば心筋梗塞の既往をほぼ否定できる．逆に，無症状でも梗塞Q波および陰性T波があれば心筋梗塞を疑うことができる．しかし，左室肥大などで非特異的な心電図変化を示す場合もあり，その感度は必ずしも高いものではない．それでも年に一度は12誘導心電図を記録するべきである．心房細動などの不整脈や左室肥大や左房負荷などの心不全に関連する異常を診断できるメリットがあるからである．ホルター心電図は心筋虚血の診断効率を高めることができるが，冠動脈疾患の診断感度は高くない(19～62%)[12]．

4) 血管内皮機能検査

血管内皮機能の低下は動脈硬化の最も早い段階から認められる変化である．血管内皮機能は血流ずり応力に対する血管内皮の一酸化窒素(NO)産生機能を血管平滑筋の弛緩として定量化したものである[13]．現在，施行可能な検査として血流依存性血管拡張反応(flow-mediated dilation：FMD)とエンドパットによる反応性充血指数(reactive hyperemic index：RHI)がある．前者は超音波で上腕動脈径を計測し，安静時と5分間の前腕虚血後の反応性充血時のそれとの差を安静時の値で割ったものである．後者は両手の指2本にPATプローブを装着し，片方の上腕を5分駆血し再灌流後の指先の脈波を左右で比較するものである．FMD，RHIともリスクの集積とともに低下し，ハイリスク患者では将来の心血管事故を予測できることが報告されている[14]．FMDやRHIのメリットは，その低下が認められた早期に治療介入できれば可逆的であり，動脈硬化の進行を予防できる可能性があることである．

5) 頸動脈エコー

簡便かつ安価に施行できる．頸動脈の内膜中膜厚(intima-media thickness：IMT)はアテローム性動脈硬化症のマーカーとして広く使用されている．IMTの計測法には，

①総頸動脈，頸動脈分岐，内頸動脈球のIMT計測

②総頸動脈IMTの自動計測

がある．IMTは非糖尿病患者の0.66〜0.85mmに対し，2型糖尿病患者では0.71〜0.98mmと有意に肥厚していたとする報告がある[15]．IMT肥厚は冠動脈事故，脳卒中，末梢動脈硬化疾患の独立した予測因子である[16,17]．IMTの計測は糖尿病患者において心血管疾患のスクリーニング検査として推奨されている[18]．頸動脈の総プラークエリアを算出する方法ではFramingham risk scoreに加えるとリスク層別化に有用であったとされている[19]．

頸動脈エコーの限界として，IMT測定の検者間誤差や再現性，頸動脈球部および分岐部は形状の個人差が大きく超音波の評価が困難なことがある．そのため，現時点ではリスク層別化のための統一した基準値を定めることは難しい．

6) 非造影MDCTによる冠動脈石灰化の評価

動脈壁石灰化は動脈硬化のプロセスでのみ形成され，加齢でも退行変性によるものではない[20]．すなわち，冠動脈石灰化は動脈硬化病変の存在を示唆する．冠動脈石灰化は非造影MDCTで簡単に評価できる．数秒の息止め，低被曝(1mSev未満)で撮影でき，自動的に定量的スコアが算出される．冠動脈石灰化の定量的評価は，石灰化病変の広がりとCT値を加味したアガストンスコアで行われることが多い[21]．それ以外にもボリュームスコア，マススコアがある．

アガストンスコアの正常は“0”である．スコア0であれば，冠動脈疾患は否定的とされ，糖尿病患者であってもその後10年間のイベント発生リスクは極めて低い[22]．アガストンスコアは生命予後や心血管事故との関連に関するデータが豊富であり，高血圧，糖尿病，脂質異常症，喫煙，家族歴などの冠危険因子やFramingham risk scoreに比べても将来の心血管事故に対する予測能力高いとされている．アガストンスコアは冠動脈全体の動脈硬化量の指標と見なすこともできる[23]．アガストンスコアが高くなるほど，冠動脈に狭窄・閉塞病変が存在する可能性が高くなり，運動負荷検査や造影心臓CT検査を考慮するきっかけとなる．アガストンスコアが<100を低リスク(冠動脈イベントがアガストンスコア0に比べて2.1倍(95%CI 1.6〜2.9))，100〜400を中等度リスク(同4.2倍(95%CI 2.5〜7.2))，>400を高リスク(同7.2倍(95%CI 3.9〜13.0))とされている[22]．糖尿病患者でも同様の関係が認められるが[24,25]，同じスコアであれば非糖尿病患者に比べてイベント発症がより高率である[26]．ADA2016ではコストと有効性のバランスの面から冠動脈石灰化をルーチン検査として推奨していないが[27]，中等度リスクの患者で冠動脈疾患を否定したいときあるいはリスク層別化をする際には考慮されるべきであろう．

冠動脈石灰化スコアの経年的変化も指標となる．アガストンスコアの増加率が高いほど心血管

事故の発症が多いことが指摘されている[28,29]．特に，年間30%以上増加する症例は心血管事故リスクが高いことが指摘されている．

7）脈波伝搬速度

動脈硬化のなかでも“硬化”は基盤となる病変である．加齢とともに血管スティフネスが上昇することから血管年齢ともいわているが，動脈硬化リスク因子の影響を受ける[30,31]．ABI計測時に血管スティフネスの指標である脈波伝播速度（pulse wave velocity：PWV）あるいは心臓足首血管指数CAVI（cardio-ankle vascular index）を測定する．CAVIは血圧の影響を受けにくい指標であるとされている．血管スティフネスの亢進は心血管事故のリスク上昇を意味するとともに収縮期高血圧の原因ともなる[32,33]．糖尿病患者のスクリーニングとして血管年齢を推定すれば，患者の病気への理解も深まるととともに治療介入のきっかけとなるので推奨される検査である．

8）足関節上腕血圧比（ABI）

足関節上腕血圧比（ankle-brachial pressure index：ABI）は足関節収縮期血圧/上腕収縮期血圧として計算され，末梢動脈硬化症（peripheral artery disease：PAD）のスクリーニングに用いられている．間欠性跛行など症状はある患者にはクラスⅠの適応である．さらに，50～64歳でアテローム性動脈硬化症の危険因子（糖尿病，喫煙歴，高脂血症，高血圧）やPADの家族歴を持つ患者あるいは50歳未満であっても糖尿病の他にアテローム性動脈硬化症のひとつのさらなる危険因子を有する患者にはクラスⅡaの適応でABIの計測が推奨されている[34]．正常値は1.00～1.40であるが，0.90未満をカットオフとすることが多い[35,36]．0.9未満の値になると“末梢まで及んだ動脈硬化”のバイオマーカーと考えられ，ハイリスクの指標である．ABIが低値になるほど冠動脈イベントが増加すること，そしてFramingham risk scoreよりも予測精度は高いことが報告されている[37]．メタ解析によるとABI低値が冠動脈イベントを予測する感度は16.5%，特異度は92.7%，心血管死を予測する感度は41.0%，特異度は87.9%であり[38]，感度は低いものの特異度は高値であった．すなわち，ABI<0.90は．ACC/AHAのExpert Opinionガイドラインでも中等度リスクの患者のリスク評価に用いることを推奨している[9,39]．ABI<0.40は重症の下肢動脈硬化病変の存在を示唆する．ABIが1.4以上も異常である．慢性腎不全などで血管スティフネスが異常に亢進している場合，あるいは上肢の動脈に狭窄病変がある可能性が示唆される．欠点として末梢動脈閉塞により収縮期血圧が40 mmHg以下になると測定できないことがあげられる．

9）運動あるいは薬剤負荷検査

冠動脈疾患のスクリーニングとして，マスターW，トレッドミルあるいは自転車エルゴメータによる運動負荷心電図はよく行われている．しかしながら，その感度，特異度，正診率は高いものではない．左脚ブロックや非特異的ST-T変化などの心電図異常を示す患者では，負荷検査による判定が困難である．そのような症例には運動あるいは薬剤（アデノシン）負荷心筋シンチグラフィー，運動負荷あるいはドブタミン心エコー図検査は有用である．

負荷心筋シンチグラフィー，負荷心エコー図検査は運動負荷心電図に比べて冠動脈疾患の診断精度がはるかに高いうえに狭窄冠動脈に関する情報も提供してくれる．薬剤負荷心筋シンチグラフィーの診断感度，特異度は80～90%，75～90%[40]はドブタミン負荷エコーの診断感度と特異度は81%，85%とほぼ同等であった[41]．

注意すべき点は，これらの負荷検査所見が陰性であっても冠動脈硬化を否定しているものでは

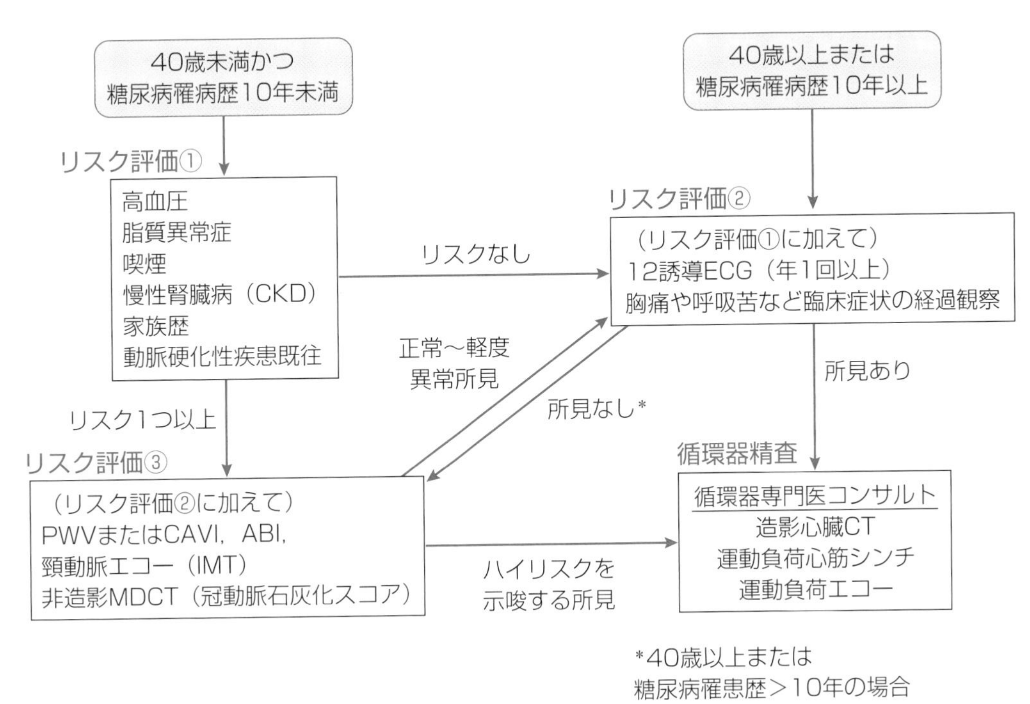

図２　糖尿病患者における冠動脈疾患の診断とリスク層別化のためのフローチャート
詳細は本文参照．

ないということである．あくまで心筋虚血を誘発するような狭窄病変がないというだけであり，“正常”と診断できないことは理解しておくべきである．

2. 冠動脈疾患の診断とリスク層別化のためのフローチャート（図２）

『糖尿病診療ガイドライン 2016』[42] では大血管症の非侵襲的スクリーニング検査として，頸動脈エコー，FMD，頸動脈エコー，心エコー図検査，負荷心電図，負荷心筋シンチ，冠動脈 CT をあげているが，無症状の症例や心電図異常のない症例に実施することはコンセンサスが得られていないとしている．

過剰な検査を避けるためにも対象患者を絞る必要がある．2 型糖尿病患者のなかでも 40 歳未満あるいは罹患歴が短い患者であれば心血管イベントリスクは低いことが知られている[43]．40 歳以上あるいは 10 年以上の罹病歴の糖尿病患者，さらに高血圧，脂質異常症，慢性腎臓病(eGFR＜60mL/min/1.73m^2 あるいは微量アルブミン尿)などの併存症を有する症例を対象として動脈硬化のスクリーニングを行うとよい．その際に，Framingham，ACC/AHA ASCVD あるいは SCORE などのリスクスコアを参考にするとよい．患者の症状や身体所見も重要である．非典型的な心臓関連の症状(労作時呼吸苦，胸部不快感など)，頸動脈雑音，一過性脳虚血発作，間欠性跛行など血管系の症状を丹念に聴取する．新たな心電図変化が出現したときには冠動脈疾患のスクリーニングが推奨される．

動脈硬化スクリーニングとしてPWV, CAVI, ABIあるいは頸動脈エコーを行うことは合理的である. 自覚症状がなくてもABIが0.9未満(あるいは1.40以上)の患者あるいは年齢に比較して脈波伝搬速度やCAVIが高値あるいは頸動脈エコーでIMT肥厚やプラークが認められた症例は非造影MDCTによる冠動脈石灰化の評価が推奨される. リスクが集積している症例やMDCTのある病院では非造影MDCTをファーストステップとして行い, 冠動脈石灰化の評価を先行させてもよい. その場合でも, 極めて低線量であるが被曝リスクを考慮して, Framingham risk scoreで中等度リスクの患者, 長期にわたり血糖コントロールが不良な患者, 複数の危険因子を有する患者, 胸部症状を伴う患者に行うとよい. 非造影MDCTによるアガストンスコアが400を超える患者はハイリスクと考えられる. 負荷心筋シンチまたは運動あるいはドブタミン負荷心エコー図検査で無症候性心筋虚血の有無をスクリーニングする2段階アプローチが勧められる.

これらの検査で冠動脈疾患が疑われたら, 造影心臓CT検査が推奨される. 陰性的中率は極めて高く, 心臓CTで冠動脈疾患が否定できれば, 無駄な冠動脈造影検査を省くことができる[44,45]. 有意な冠動脈狭窄あればPCIやCABGなどの血行再建を考慮する. さらに, 造影心臓CTは冠動脈プラークの性状を診断できる. 冠動脈サイズの拡大, ソフトプラークその内部に微小石灰化が存在すれば不安定プラークが疑われる[46]. 不安定プラークがあればより厳格な治療介入が要求される.

糖尿病患者では経年的な観察も重要である. 毎年1回の心電図とともにABI(血管スティフネス)や頸動脈エコー検査を施行することは病変の進行評価と治療効果を判定するために推奨できる. 明らかな進行が認められれば, 非造影MDCTによる冠動脈石灰化の評価あるいは造影心臓CT検査も考慮する. 放射線被曝と造影剤の影響を考慮し, 造影心臓CT検査を毎年行うことは推奨されない.

文献

1) Emerging Risk Factors C, Sarwar N, Gao P, et al. Diabetes mellitus, fasting blood glucose concentration, and risk of vascular disease: a collaborative meta-analysis of 102 prospective studies. Lancet. 2010; **375** (9733): 2215-2222
2) Haffner SM, Lehto S, Ronnemaa T, et al. Mortality from coronary heart disease in subjects with type 2 diabetes and in nondiabetic subjects with and without prior myocardial infarction. N Engl J Med. 1998; **339**: 229-234.
3) Ambrose JA, Tannebaum MA, Alexopoulos D, et al. Angiographic Progression of Coronary Artery Disease and the Development of Myocardial Infarction. J Am Coll Cardiol. 1988; **12**: 56-62.
4) Alpert JS. Myocardial Infarction With Angiographically Normal Coronary Arteries. Arch Intern Med. 1994; **154**: 265-269.
5) Miller ME, Byington RP, Goff DC, et al; for Action to Control Cardiovascular Risk in Diabetes Study Group. Effects of intensive glucose lowering in type 2 diabetes. N Engl J Med. 2008; **358**: 2545-2559.
6) Mahmoodi BK, Matsushita K, Woodward M, et al. Chronic Kidney Disease Prognosis Consortium. Associations of kidney disease measures with mortality and end-stage renal disease in individuals with and without hypertension: a meta-aanlysis. Lancet. 2012; **380**: 1649-1661.
7) European Guidelines on CVD prevention in Clinical practice. Eur Heart J. 2012; 33: 1635-1701.
8) D'Agostino RB, Vasan RS, Pencina MJ, et al. General cardiovascular risk profile for use in primary care: the Framingham Heart Study. Circulation. 2008; **117**: 743-753.
9) Goff DC Jr, Lloyd-Jones DM, Bennett G, et al. 2013 ACC/AHA Guideline on the Assessment of Cardiovascular Risk. Circulation. 2014; **129** (25 Suppl 2): S49-S73.
10) Kengne AP, Batty GD, Hamer M, et al. Association of C-reactive protein with cardiovascular disease mortality according to diabetes status: pooled analyses of 25,979 participants from four U.K. prospective cohort studies. Diabetes Care. 2012; **35**: 396-403.
11) Ridker PM. Higj-senstivity C-reactive protein. J Am Coll Cardiol. 2016; **67**: 712-723
12) Djaberi R, Beishuizen E, Pereira A, et al. Non-invasive cardiac imaging techniques and vascular tools for the assessment of cardiovascular disease in type 2 diabetes mellitus. Diabetologia. 2008; **51**: 1581-1593.

13) Joannides R, Haefeli WE, Linder L, et al. Nitric oxide is responsible for flow-dependent dilatation of human peripheral conduit arteries in vivo. Circulation. 1995; **91**: 1314-1319.
14) Gokce N, Keaney JF Jr, Hunter LM, et al. Predictive value of noninvasively determined endothelial dysfunction for longterm cardiovascular events in patients with peripheral vascular disease. J Am Coll Cardiol. 2003; **41**: 1769-1775.
15) Lee CD, Folsom AR, Pankow JS, Brancati FL; Atherosclerosis risk in communities (ARIC) study investigators. Cardiovascular events in diabetic and nondiabetic adults with or without history of myocardial infarction. Circulation. 2004; **109**: 855-860.
16) Bots ML, Hoes AW, Koudstaal PJ, et al. Common carotid intima-media thickness and risk of stroke and myocardial infarction: the Rotterdam Study. Circulation. 1997; **96**: 1432-1437.
17) Cuspidi C, Lonati L, Macca G, et al. Cardiovascular risk stratification in hypertensive patients: impact of echocardiography and carotid ultrasonography. J Hypertens. 2001; **19:** 375-380.
18) Prevention Conference V: Beyond secondary prevention: identifying the high-risk patient for primary prevention: noninvasive tests of atherosclerotic burden: Writing Group III. Circulation. 2000; **101**: E16-E22.
19) Perez HA, Garcia NH, Spence JD, Armando LJ. Adding carotid total plaque area to the Framingham risk score improves cardiovascular risk classification. Arch Med Sci AMS. 2016; **12**: 513-520.
20) Stary HC, Chandler AB, Dinsmore RE, et al. A definition of advanced types of atherosclerotic lesions and a histological classification of atherosclerosis. A report from the committee on vascular lesions of the Council on Arteriosclerosis, American Heart Association. Circulation. 1995; **92**: 1355-1374.
21) Agatston AS, Janowitz WR, Hildner FJ, et al. Quantification of coronary artery calcium using ultrafast computed tomography. J Am Coll Cardiol. 1990; **15**: 827-832.
22) Hoff JA, Quinn L, Sevrukov A, et al. The prevalence of coronary artery calcium among diabetic individuals without known coronary artery disease. J Am Coll Cardiol. 2003; **41**: 1008-1012.
23) Yeboah J, McClelland RL, Polonsky TS, et al. Comparison of novel risk markers for improvement in cardiovascular risk assessment in intermediate-risk individuals. JAMA. 2012; **308**: 788-795.
24) Elkeles RS, Godsland IF, Feher MD, et al; PREDICT Study Group. Coronary calcium measurement improves prediction of cardiovascular events in asymptomatic patients with type 2 diabetes: the PREDICT study. Raggi P, Shaw LJ, Berman DS, Callister TQ. Prognostic value of coronary artery calcium screening in subjects with and without diabetes. J Am Coll Cardiol. 2004; **43**: 1663-1669.
25) Anand DV, Lim E, Hopkins D, et al. Risk stratification in uncomplicated type 2 diabetes: prospective evaluation of the combined use of coronary artery calcium imaging and selective myocardial perfusion scintigraphy. Eur Heart J. 2006; **27**: 713-721.
26) Raggi P, Shaw LJ, Berman DS, et al. Prognostic value of coronary artery calcium screening in subjects with and without diabetes. J Am Coll Cardiol. 2004; **43**: 1663-1669.
27) ADA Standards of Medical Care in. Diabetes-2016: Summary of revisions. Diabetes Care. 2016; **39** (Suppl 1): S4-S5.
28) Raggi P, Callister TQ, Shaw LJ. Progression of coronary artery calcium and risk of first myocardial infarction in patients receiving cholesterol lowering therapy. Arterioscler Thromb Vasc Biol. 2004; **24**: 1272-1277.
29) Arad Y, Goodman KJ, Roth M, et al. Coronary calcification, coronary disease risk factors, C-reactive protein, and atherosclerotic cardiovascular disease events: the St. Francis Heart Study. J Am Coll Cardiol. 2005; **46**: 158-165.
30) Lakatta EG, Levy D. Arterial and cardiac aging: major shareholders in cardiovascular disease enterprises: Part I: aging arteries: a 'set up' for vascular disease. Circulation. 2003; **107**: 139-146.
31) Simons PC, Algra A, Bots ML, et al. Common carotid intima-media thickness and arterial stiffness: indicators of cardiovascular risk in high-risk patients. The SMART Study (Second Manifestations of ARTerial disease). Circulation. 1999; **100**: 951-957.
32) Störk S, van den Beld AW, von Schacky C, et al. Carotid artery plaque burden, stiffness, and mortality risk in elderly men: a prospective, population-based cohort study. Circulation. 2004; **110**: 344-348.
33) Willum-Hansen T, Staessen JA, Torp-Pedersen C, et al. Prognostic value of aortic pulse wave velocity as index of arterial stiffness in the general population. Circulation. 2006; **113**: 664-670.
34) Gerhard-Herman MD, Gornik HL, Barrett C, et al. 2016 AHA/ACC Guideline on the Management of Patients With Lower Extremity Peripheral Artery Disease: Executive Summary A Report of the American College of Cardiology/American Heart Association Task Force on Clinical Practice Guidelines. Circulation. 2017; **135**: e686-e725.
35) Resnick HE, Lindsay RS, McDermott MM, et al. Relationship of high and low ankle brachial index to all-cause and cardiovascular disease mortality: the strong heart study. Circulation. 2004; **109**: 733-739.
36) Criqui MH, McClelland RL, McDermott MM, et al. The ankle-brachial index and incident cardiovascular events in the MESA (Multi-Ethnic Study of Atherosclerosis). J Am Coll Cardiol. 2010; **56**: 1506-1512.

37) Yeboah J, McClelland RL, Polonsky TS, et al. Comparison of novel risk markers for improvement in cardiovascular risk assessment in intermediate-risk individuals. JAMA. 2012; **308**: 788-795.
38) Doobay AV, Anand SS. Sensitivity and specificity of the ankle-brachial index to predict future cardiovascular outcomes: a systematic review. Arterioscler Thromb Vasc Biol. 2005; **25**: 1463-1469.
39) Stone NJ, Robinson J, Lichtenstein AH, et al. 2013 ACC/AHA guideline on the treatment of blood cholesterol to reduce atherosclerotic cardiovascular risk in adults: a report of the American College of Cardiology/American Heart Association Task Force on Practice Guidelines. Circulation. 2013; **129**: 1-45.
40) Paillole C, Ruiz J, Juliard JM, et al.. Detection of coronary artery disease in diabetic patients. Diabetologia. 1995; **38**: 726-731.
41) Elhendy A, van Domburg RT, Poldermans D, et al. Safety and feasibility of dobutamine-atropine stress echocardiography for the diagnosis of coronary artery disease in diabetic patients unable to perform an exercise stress test. Diabetes Care. 1998; **21**: 1797-1802.
42) 日本糖尿病学会(編・著). 糖尿病診療ガイドライン 2016, 南江堂, 東京, 2016.
43) Piepoli MF, Hoes AW, Agewall S, et al. 2016 European guidelines on cardiovascular disease prevention in clinical practice: the sixth joint task force of the European Society of Cardiology and Other Societies on Cardiovascular Disease Prevention in Clinical Practice (constituted by representatives of 10 societies and by invited experts) Developed with the special contribution of the European Association for Cardiovascular Prevention & Rehabilitation (EACPR). Eur Heart J. 2016; **37**: 2315-2381.
44) Raff GL, Gallagher MJ, O'Neill WW, Goldstein JA. Diagnostic accuracy of noninvasive coronary angiography using 64-slice spiral computed tomography. J Am Coll Cardiol. 2005; **46**: 552-557.
45) Mollet NR, Cademartiri F, van Mieghem CA, et al. High-resolution spiral computed tomography coronary angiography in patients referred for diagnostic conventional coronary angiography. Circulation. 2005; **112**: 2318-2323.
46) Hoffmann U, Moselewski F, Nieman K, et al. Noninvasive assessment of plaque morphology and composition in culprit and stable lesions in acute coronary syndrome and stable lesions in stable angina by multidetector computed tomography. J Am Coll Cardiol. 2006; **47**: 1655-1662.

2. 心不全

糖尿病患者に心不全の合併は多い．疫学調査ではFramingham研究では糖尿病患者の心不全発症リスクは非糖尿病に比べて男性で2倍，女性では5倍を超えるとされている[1]．別の疫学調査でも，糖尿病患者心不全は非糖尿病患者より高頻度であった(11.8 vs. 4.5%)[2]．耐糖能異常の段階でも心不全の発症リスクは1.2〜1.7倍に増加する[3,4]．糖尿病患者の最初の入院は心不全によるものが最も多いという報告もある[5]．また，糖尿病は心不全発症の独立したリスクである．糖尿病患者のなかでも高齢，罹病期間，インスリン使用，冠状動脈疾患の既往，慢性腎臓病(血清クレアチニンの上昇，微量アルブミン尿)そして血糖コントロール不良は心不全発症の独立した危険因子であった[2,6〜8]．他方，心不全患者において糖尿病の合併は多い．心不全患者のなかでも糖尿病の頻度は慢性心不全では25%，急性心不全では42%の患者に糖尿病が認められた[9〜11]．

糖尿病患者に心不全合併が多い原因のひとつに，糖尿病は冠危険因子であり，心筋梗塞により左室収縮能が低下することがある(収縮不全：heart failure with reduced ejection fraction：HFrEF)．それ以上に多いのが拡張不全(heart failure with preserved ejection fraction：HFpEF)である．HFpEFの機序として，心筋細胞への糖化産物の蓄積，間質性壊死とコラーゲン過剰形成，カルシウムホメオスタシスの障害，心筋微小循環障害，高インスリン血症による心筋肥大心筋インスリンシグナル伝達の障害の関与が指摘されている[12〜15]．血管スティフネスの上昇に伴う左室の後負荷増大も左室拡張能を低下させる要因となる．さらに進行すればいわゆる糖尿病性心筋症(diabetic cardiomyopathy)という病態になる．

1. 診断のフローチャート（図1）

心不全の診断は，『急性・慢性心不全診療ガイドライン2017年改訂版』を参考にするとよい[16]．心不全の診断は臨床症状と検査データの組み合わせにより行われる．糖尿病患者は心不全のハイリスク群であることを意識して，その存在を疑いながら詳細に症状を聴取する．心不全患者は症状を避けるために活動や運動を自制していることが多い．患者が無症状と主張しても，本当に症状がないか確認することが大切である．定期受診時に確認すべき症状は，労作時息切れ，動悸，倦怠感，下腿浮腫，夜間頻尿あるいは夜間発作性呼吸困難，起坐呼吸などである．日常の活動性とともに問診するとよい．身体診察から心不全がみつかることもある．身体所見の異常(心拍数の増加，脈不整，ラ音出現，心雑音，Ⅲ音聴取，頸静脈怒張など)を見逃さないようにする．心不全を疑わせる徴候があれば，胸部X線(心胸郭比の拡大，肺うっ血の有無など)そして12誘導心電図(心房細動の有無，左室肥大の有無，異常Q波，ST-T変化など)をチェックし，心不全が疑われれば次のステップに進む．

最初に行うスクリーニング検査はBNPあるいはNT-proBNPの測定である．BNP≧40 pg/mL(あるいはNT-proBNP≧125 mg/dL)であれば心不全の可能性がある．BNP≧100 pg/mL(NT-proBNP≧400 mg/dL)であれば治療対象となる心不全の可能性が高く，循環器内科医にコンサルトすべきである．活動や運動を制限しているために無症状であったり，心不全症状があっても“年

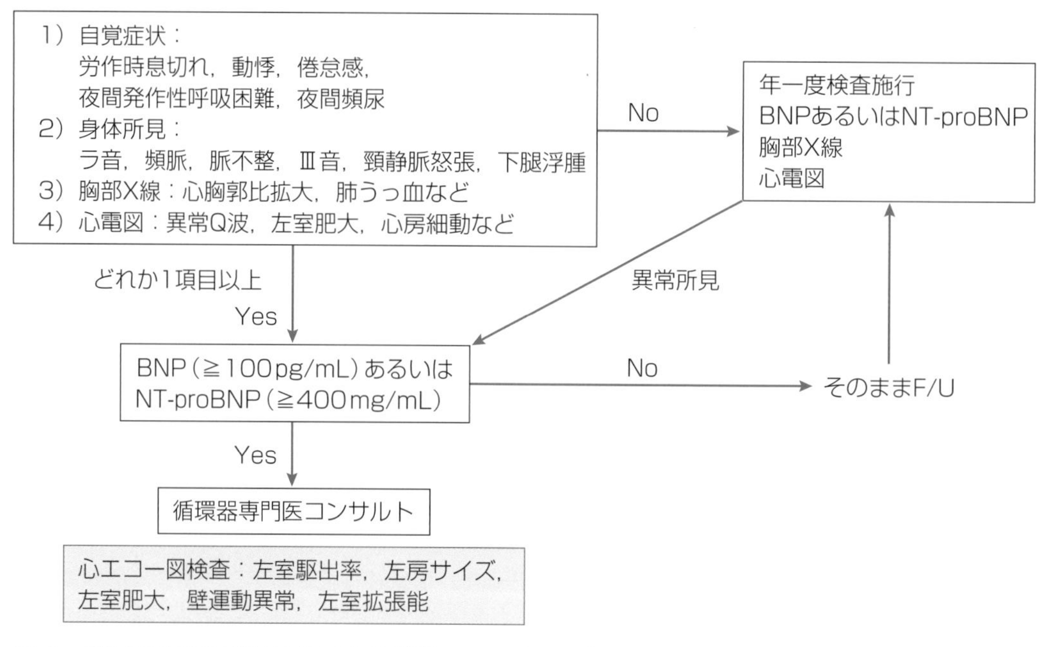

図 1　糖尿病患者における心不全の診断フローチャート
詳細は本文参照.

のせい"と思い込んで，本人もそれと気づいていないことも少なくない．糖尿病患者には年に一度はBNPあるいはNT-proBNPを測定することが推奨される．

BNPやNT-proBNP値から心不全が疑われたら，心エコー図検査を施行し基礎心疾患の診断と病態評価を行う．左室径(容量)や左室駆出率はHFpEFとHFrEFを鑑別するうえで必須の検査である．左室心筋重量係数と左房サイズ(左房容積係数)はエビデンスも豊富でリスク層別化に有用なため計測するとよい．HFrEF患者では，左室壁運動の低下が全周性か局所的であるか評価し，冠動脈疾患の関与を診断する．HFpEF患者では左室拡張能の評価が必須である．洞調律症例では僧帽弁血流測波形の計測が必須である．左室拡張機能が悪化すると，E波がA波よりも減高する異常波形，さらに悪化するとE波がA波より逆に増高する偽正常波形を呈するようになる．僧帽弁輪移動速度(e')は左室が拡張期に長軸方向に伸展する速度と見なされ，左室弛緩能を反映する．正常値は8cm/sec以上であるが，それ未満の値になり，さらに低下するほど左室拡張障害が重症である．僧帽弁血流速早期成分E波とe'速度の比E/e'は左室充満圧の指標となる．E/e'が上昇するほど心不全症状は強くなり，生命予後は不良となる．

BNPやNT-proBNPそして心エコー図検査は心不全の診断や病態評価とともに心不全への治療効果を判定できる．生活習慣の改善や薬剤治療介入によりBNPあるいはNT-proBNPが低下し，左室心筋梗塞重量係数や左房容積係数が縮小することはその治療が心不全に対しても有効であることを示唆するものと考えられる．

文献

1) Kannel WB, Hjortland M, Castelli WP. Role of diabetes in congestive heart failure: the Framingham study. Am J Cardiol. 1974; **34**: 29-34.
2) Nichols GA, Hillier TA, Erbey JR, Brown JB. Congestive heart failure in type 2 diabetes: prevalence, inci-

dence, and risk factors. Diabetes Care. 2001; **24**: 1614-1619.

3) Thrainsdottir IS, Aspelund T, Hardarson T, et al. Glucose abnormalities and heart failure predict poor prognosis in the population-based Rey-kjavik Study. Eur J Cardiovasc Prev Rehabil. 2005; **12**: 465-471.

4) Thrainsdottir IS, Aspelund T, Thorgeirsson G, et al. The association between glucose abnormalities and heart failure in the population- based Reykjavik study. Diabetes Care. 2005; **28**: 612-616.

5) Shah AD, Langenberg C, Rapsomaniki E, et al. Type 2 diabetes and incidence of cardiovascular diseases: a cohort study in 1·9 million people. Lancet Diabetes Endocrinol. 2015; **3**: 105-113

6) Bertoni AG, Hundley WG, Massing MW, et al. Heart failure prevalence, incidence, and mortality in the elderly with diabetes. Diabetes Care. 2004; **27**: 699-703.

7) Iribarren C, Karter AJ, Go AS, et al. Glycemic control and heart failure among adult patients with diabetes. Circulation. 2001; **103**: 2668-2673.

8) Barzilay JI, Kronmal RA, Gottdiener JS, et al. The association of fasting glucose levels with congestive heart failure in diabetic adults > or =65 years: the Cardiovascular Health Study. J Am Coll Cardiol. 2004; **43**: 2236-2241.

9) Stratton IM, Adler AI, Neil HA, et al. Association of glycaemia with macrovascular and microvascular complications of type 2 diabetes (UKPDS 35): prospective observational study. BMJ. 2000; **321**: 405-412.

10) Metra M, Zaca V, Parati G, et al. Cardiovascular and non-cardiovascular comorbidities in patients with chronic heart failure. J Cardiovasc Med. (Hagerstown) 2011; **12**: 76-84.

11) MacDonald MR, Petrie MC, Varyani F, et al. Impact of diabetes on outcomes in patients with low and preserved ejection fraction heart failure: an analysis of the Candesartan in Heart failure: Assessment of Reduction in Mortality and morbidity (CHARM) program. Eur Heart J. 2008; **29**: 1377-1385.

12) Falcão-Pires I, Hamdani N, Borbély A, et al. Diabetes mellitus worsens diastolic left ventricular dysfunction in aortic stenosis through altered myocardial structure and cardiomyocyte stiffness. Circulation. 2011; **124**: 1151-1159.

13) Wong TC, Piehler KM, Kang IA, et al. Myocardial extracellular volume fraction quantified by cardiovascular magnetic resonance is increased in diabetes and associated with mortality and incident heart failure admission. Eur Heart J. 2014; **35**: 657-664.

14) Shimizu I, Minamino T, Toko H, et al. Excessive cardiac insulin signaling exacerbates systolic dysfunction induced by pressure overload in rodents. J Clin Invest. 2010; **120**: 1506-1514.

15) Levelt E, Rodgers CT, Clarke WT, et al. Cardiac energetics, oxygenation, and perfusion during increased workload in patients with type 2 diabetes mellitus. Eur Heart J. 2016; **37**: 3461-3469.

16) 日本循環器学会/日本心不全学会合同ガイドライン作成．急性・慢性心不全診療ガイドライン 2017 年改訂版　http://www.asas.or.jp/jhfs/pdf/topics20180323.pdf［2019 年 11 月 1 日閲覧］

3. 不整脈(心房細動)

糖尿病患者に生じる不整脈のなかで最も多くそして臨床的に問題になるのが心房細動(atrial fibrillation：AF)である．糖尿病患者は一般人に比べても心房細動の合併が多く[1]，さらに高齢になるほどAFの発症が増加する[2]．疫学調査から糖尿病はAFの独立した危険因子であり，AFの頻度が1.4〜1.6倍に増加することが報告されている[3〜5]．逆にAF患者のなかで多い基礎疾患が高血圧と糖尿病である[6]．糖尿病はインスリン抵抗性を基盤として，耐糖能異常，炎症や酸化ストレスの亢進，凝固能亢進，血小板活性亢進，高血圧や心筋線維化など様々な機序を介してAFの発症に関与する[7,8]．さらにHFpEFやHFrEFなどの心不全が合併すれば左房負荷が増大し，AFの発症を促すことになる．一方，心房期外収縮や心室期外収縮など単発性の不整脈は臨床的に問題なることはほとんどない．まれではあるが危険性のある不整脈として心室頻拍がある．器質的心疾患を合併する症例や低血糖リスクのある症例では心室頻拍に注意する必要がある．

さらに，糖尿病はAF患者における脳梗塞の発症頻度が増加させる．AF患者の脳梗塞発症リスクを層別化する$CHADS_2$スコア[9]では高血圧，75歳以上，心不全，脳梗塞/一過性脳虚血発作とともに糖尿病が，CHA_2DS_2-VAScスコア[10]でも糖尿病がリスクとしてあげられている．direct oral anti-coagulants(DOACs)の時代になり，AF患者は糖尿病があるだけで脳梗塞予防にDOACsを服用するメリットがある群でもあるといえる．

AFは脳梗塞であるとともに心不全発症のトリガーになる．さらに2型糖尿病と心房細動が合併した場合，総死亡率，心筋梗塞，心不全，心血管事故が非AF患者に比べて増加する[11,12]．これはAFが単なる不整脈ではなく，糖尿病患者のなかでもハイリスクであることを示すバイオマーカーであることを示している．逆にいえば，AFがみつかれば，心血管リスクが高く，生活習慣の改善や薬物による包括的管理でより利益を得る可能性が高い糖尿病患者群と見なすこともできる．しかしながら，現実は糖尿病患者におけるAFに関する医師の意識が乏しいのが問題である．

1. AFの診断のフローチャート(図1)

糖尿病患者が動悸症状を訴えたらAFを疑うという姿勢が重要である．特にAF発症当初は頻脈による動悸を訴えていても，持続性AFに移行すると症状を訴えなくなることが多い．そのため，実際には無症候性AFが多い．症状があっても脱力感，易疲労性，労作時呼吸困難，(前)失神など非特異的なことが少なくない．そのため，医師も患者もAFに対する関心が薄れがちである．症状はなくても，AFそれ自体が脳梗塞や心不全，心血管事故そして死亡のリスクを上げることから，AFを積極的に診断しにいく姿勢が大切である．

診察ごとに不整脈に関する問診と検脈を行うことが大切である．患者には毎日自動血圧計で血圧を計測することを勧めるとともに，その際に計測エラーが出たか聞くだけでもAFの情報になる．12誘導心電図を最低1年に一度記録することも推奨される．もし外来で患者が動悸を訴えれば積極的に12誘導心電図を記録する．すでに症状が消失していたら，ホルター心電図を考慮する．ところが24時間ホルター心電図では診断できないことが多い．72時間ホルター心電図の有用性も

図 1　糖尿病患者における心房細動の診断と対処のフローチャート
詳細は本文参照.

検討されている．あるいは患者が症状を自覚したときに記録ボタンを押して心電図を記録する非ループ式イベントレコーダーの使用も考慮されるべきである．糖尿病患者に対しては AF をみつけにいく，という姿勢が極めて重要である．

文献

1）Movahed MR, Hashemzadeh M, Jamal MM. Diabetes mellitus is a strong, independent risk for atrial fibrillation and flutter in addition to other cardiovascular disease. Int J Cardiol. 2005; **105**: 315-318.
2）Hofman A, van Duijn CM, Franco OH, et al The Rotterdam study: 2012 objectives and design update. Eur J Epidemiol. 2011; **26**: 657-686.
3）Benjamin EJ, Levy D, Vaziri SM, et al. Independent risk factors for atrial fibrillation in a population-based cohort. The Framingham Heart Study. JAMA. 1994; **271**: 840-844.
4）Iguchi Y, Kimura K, Aoki J, et al. Prevalence of atrial fibrillation in community-dwelling Japanese aged 40 years or older in Japan: analysis of 41,436 non-employee residents in Kurashiki-city. Circ J. 2008; **72**: 909-913.
5）Huxley RR, Filion KB, Konety S, Alonso A. Meta-analysis of cohort and case-control studies of type 2 diabetes mellitus and risk of atrial fibrillation. Am J Cardiol. 2011; **108**: 56-62.
6）Murphy NF, Simpson CR, Jhund PS, et al. A national survey of the prevalence, incidence, primary care burden and treatment of atrial fibrillation in Scotland. Heart. 2007; **93**: 606-612.
7）Tayebjee MH, Lim HS, MacFadyen RJ, Lip GY. Matrix metalloproteinase-9 and tissue inhibitor of metalloproteinase-1 and -2 in type 2 diabetes: effect of 1 year's cardiovascular risk reduction therapy. Diabetes Care. 2004; **27**: 2049-2051.
8）Lim HS, MacFadyen RJ, Lip GY. Diabetes mellitus, the renin-angiotensin-aldosterone system, and the heart. Arch Intern Med. 2004; **164**: 1737-1748.
9）Gage BF, Waterman AD, Shannon W, et al. et al. validation of clinical classification schemes for predicting stroke: results of the National Registry of Atrial Fibrillation. JAMA. 2001; **285**: 2864-2870.
10）Lip GY, Nieuwlaat R, Pisters R, et al. et al. Refining clinical risk stratification for predicting stroke and thromboembolism in atrial fibrillation using a novel risk factor-based approach: the euro heart survey on atrial fibrillation. Chest. 2010; **137**: 263-272.
11）Forouzanfar H, Naghavi M, Mensah GA, et al. Worldwide epidemiology of atrial fibrillation: a global burden of disease 2010 study. Circulation. 2014; **129**: 837-847.
12）Marini C, De Santis F, Sacco S, et al. Contribution of atrial fibrillation to incidence and outcome of ischemic stroke: results from a population-based study. Stroke. 2005; **36**: 1115-1119.

2. 予防・治療

1　糖代謝異常者における大血管障害(冠動脈疾患・末梢動脈疾患)の予防・治療

1．Lifestyle 介入 ― Ⅰ．運動療法

1．一次予防としての運動療法

1) はじめに

2 型糖尿病患者において，有酸素運動やレジスタンス運動，あるいはその組み合わせによる運動療法は，血糖コントロールや心血管疾患のリスクファクターを改善させる．2 型糖尿病患者に対する有酸素運動とレジスタンス運動は，ともに単独で血糖コントロールに有効であり，併用によりさらに効果が高まる．

2) 運動療法の効果

2 型糖尿病に対する運動療法は，血糖コントロールを改善し[1~6]，心血管疾患のリスクファクターである肥満[7]，内臓脂肪の蓄積[8,9]，インスリン抵抗性[10]，脂質異常症[8,11~15]，高血圧症[7,13,14,16]，慢性炎症[15,17]を改善する．血糖改善効果は，その介入期間や強度，頻度，運動の種類により異なるが，8 週間以上の運動療法に関するメタ解析(平均 3.4 回/週，18 週間)では，有意な体重減少は認められなかったが，HbA1c は有意に改善(−0.66%)したと報告されている[2]．

また，運動療法による 2 型糖尿病患者の心肺機能に及ぼす影響についてのメタ解析では，平均して最大酸素摂取量の 50～75%の強度の運動を 1 回約 50 分間，週に 3～4 回，20 週間行った場合，最大酸素摂取量は有意に増加(11.8%)したと報告されている[18]．

近年では，高強度インターバルトレーニングの有用性が示されつつある．高強度インターバルトレーニングの効果を検討したメタ解析では[19]，メタボリックシンドロームや 2 型糖尿病に対する 2～16 週間の介入で，対照群に比べ，空腹時血糖や HbA1c の改善効果を認めたが，持続的な運動を行った群との比較では有意な改善効果は認められなかった．短時間の高強度運動のより長期的な血糖コントロール改善効果や安全性については不明であり，臨床導入する根拠が不足している．

これらエビデンスより，現在のところ，週に 150 分以上(3 日以上にわたり，活動がない日が連続して 2 日を超えないように)の中等度～強度の有酸素運動を行うことが勧められる．また，若年者や心肺機能が高い患者は，高強度またはインターバルトレーニング運動であれば，より少ない時間(75 分/週)でも同様の効果が得られる可能性がある[20,21]．

近年，レジスタンス運動のエビデンスが蓄積されてきた．レジスタンス運動では，筋肉量や筋力を増加させるとともにインスリン抵抗性を改善し，血糖コントロールを改善する[1,2,5,6,8]．一般的には週に 2～3 日，主要な筋肉群を含んだ 8～10 種類のレジスタンス運動を 10～15 回繰り返す(1 セット)ことより開始し，徐々に強度やセット数を増加させていくことが推奨されている[20]．有酸素運動単独，レジスタンス運動単独と，それらの組み合わせを比較した検討では，両者を組み合わせることで HbA1c 低下効果が高まることも示されている[11,22]．また，レジスタンス運動の HbA1c 低下効果が，有酸素運動に劣らないことも示されており[23,24]，高齢者などで有酸素運動の実

施が困難な患者での選択肢となる可能性がある．実際に，高齢者においても有効性を示すエビデンスがあり[25]，今後，より積極的な導入が期待される．

また，運動のみならず，日常生活内において生活活動を増加させることも体重の減少や予後改善に促進的に働くことが示唆されている．日常生活活動によるエネルギー消費（non-exercise activity thermogenesis：NEAT）は，肥満者と標準体重の者では大きな差があり，それが肥満の形成に大きく影響することが示唆されているほか，日常生活において座位の時間が長いほど死亡率と心血管疾患が増加することも示されている[26]．2型糖尿病患者においては，30分に一度軽い運動を行うと，座位を維持したときよりも食後高血糖が改善することが示されており[27]，座位時間が30分を超えたら一度座位を打ち切り，軽い運動を行うことが勧められる．さらに，疫学的に糖尿病患者で運動と生活活動を併せた身体活動が高い人ほど心血管疾患の発症や総死亡率が低いことが示されている[28]．

3）運動療法を開始前の医学的評価（メディカルチェック）

運動療法を開始する前に，網膜症，腎症，神経障害などの合併症や，整形外科的疾患などを含む身体状態を把握し，運動制限の必要性を検討することが重要である[21]．

心血管疾患のスクリーニングに関しては，一般的には無症状，かつ，行う運動が軽度～中強度の運動（速歩など日常生活活動の範囲内）であれば必要ないが，普段よりも高強度の運動を行う場合や，心血管疾患リスクの高い患者では，主治医によるスクリーニングと，必要に応じて運動負荷試験などを考慮する[29]．

糖尿病網膜症の前増殖網膜症以上の症例では，ジャンプ，身体に衝撃の加わる活動，頭位を下げるような活動，呼吸を止めていきむような活動（Valsalva手技）を控える[21]．微量アルブミン尿を有する患者では，運動後に一時的に尿蛋白量が増える可能性があるが，腎症の進行には影響しないと考えられており，むしろある程度の身体活動が腎症の発症や進展に抑制的に働く可能性も示唆されている．顕性腎症以上の患者の場合でも，運動は身体機能やQOLを改善しうるため，基本的に身体活動を高めるような指導が勧められるが，症例毎の検討が必要である．末梢神経障害患者では，身体活動により足潰瘍の発生などに注意が必要で，適切なフットケアが求められる．自律神経障害を有する患者は，運動負荷に対する循環応答の低下，起立性低血圧，体温調節障害，視力障害などの要因により，運動誘発性の有害事象が多いとされる．特に心血管系の自律神経障害は，心血管死や無症候性心筋梗塞の独立した危険因子であり，その程度により運動療法の可否を決定する[21]．骨・関節疾患がある場合には，整形外科と連携しながら，柔軟運動や疾患関節のレジスタンス運動など，負荷を掛け過ぎない適度な運動を行う[21]．

4）運動療法の具体的な方法

運動療法は有酸素運動とレジスタンス運動に分けられる．有酸素運動，レジスタンス運動はともにインスリン抵抗性と血糖コントロール改善効果を有し，双方を行うことによりさらなる血糖コントロールの改善が期待される．その一方で，有酸素運動には全身持久力の向上，レジスンタンス運動には骨格筋量，筋力増加がそれぞれ期待され，双方の運動を行うことが勧められる[20]（図1）．

有酸素運動は，中強度で週に150分かそれ以上，週に3回以上，運動をしない日が2日間以上続かないように行い，レジスタンス運動は，連続しない日程で週に2～3回行うことがそれぞれ勧められ，禁忌でなければ両方の運動を行う．また，日常の座位時間が長くならないようにして，

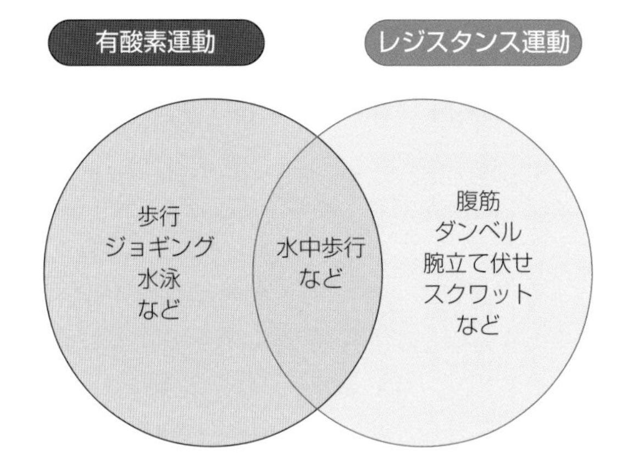

運動は有酸素運動とレジスタンス運動に分類される

有酸素運動	酸素の供給に見合った強度の運動で，継続して行うことによりインスリン感受性が増大する
レジスタンス運動	おもりや抵抗負荷に対して動作を行う運動で，強い負荷強度で行えば無酸素運動に分類されるが，筋肉量を増加し，筋力を増強する効果が期待できる

図 1　有酸素運動とレジスタンス運動

（日本糖尿病対策推進会議(編)．糖尿病治療のエッセンス 2017 年版，http://dl.med.or.jp/dl-med/tounyoubyou/essence2017.pdf より引用）

軽い活動を合間に行うことが勧められる[20,21]．

a）有酸素運動

有酸素運動の目標とする運動強度はリスクと効果の観点から中強度(最大酸素摂取量の 40〜60%)が勧められる．運動強度の一般的な指標として，Borg 指数であらわされる自覚的運動強度(rating of perceived exertion：RPE)(表 1)，心拍数が用いられる．運動療法を開始する場合の強度は，軽度から徐々に増やすことが勧められる．たとえば，有酸素運動を新たに導入するときは，中強度の範囲でも強度がそれほど強くないもの(最大心拍数の 50〜60%，Borg 指数 11〜12(楽である程度)が目安となる．運動強度が強いほど，HbA1c 低下が期待できるため[30]，運動に慣れてきたらやや強い強度(最大心拍数の 60〜70%，Borg 指数 12〜13(ややきつい程度)，4〜6 メッツ程度)（図 2)の導入を考慮する．ただし，自律神経障害を伴う場合や高齢者，降圧薬(β 遮断薬)を内服している場合などでは，脈拍数で運動強度を決定することは難しい．

監視下の有酸素運動のメタ解析から，週 150 分以上の運動群でそれ未満よりも HbA1c の低下効果が大きいことなどから[1]，有酸素運動は週に 150 分以上を目安とする．頻度に関しては，運動によるインスリン感受性増加は運動時だけではなく，運動後 24〜48 時間程度持続するということから，少なくとも運動をしない日が 2 日間以上続かないようにして，週 3 回以上行うべきである．1 回の運動時間は少なくとも 10 分以上，最終的には 10〜30 分程度かそれ以上が望ましいとされている．

一方で，食後に 30 分おきに 3 分間の軽い有酸素運動(歩行)を行うと食後高血糖が改善する報告もある[27]．有酸素運動に取り組むこととは別に，座位時間をできるだけ短くし，少なくとも 30 分に一度は軽度の活動をすること，生活活動を増加させることも勧められる．

表 1　Borg 指数と自覚的運動強度（RPE）

指数 (Scale)	自覚的運動強度 RPE（Ratings of Perceived Exertion）	運動強度
20	もう限界	100
19	非常につらい（very very hard）	95
18		
17	かなりつらい（very hard）	85
16		
15	つらい（hard）	70
14		
13	ややつらい（somewhat hard）	55（AT に相当）
12		
11	楽である（fairly light）	40
10		
9	かなり楽である（very light）	20
8		
7	非常に楽である（very very light）	5
6		

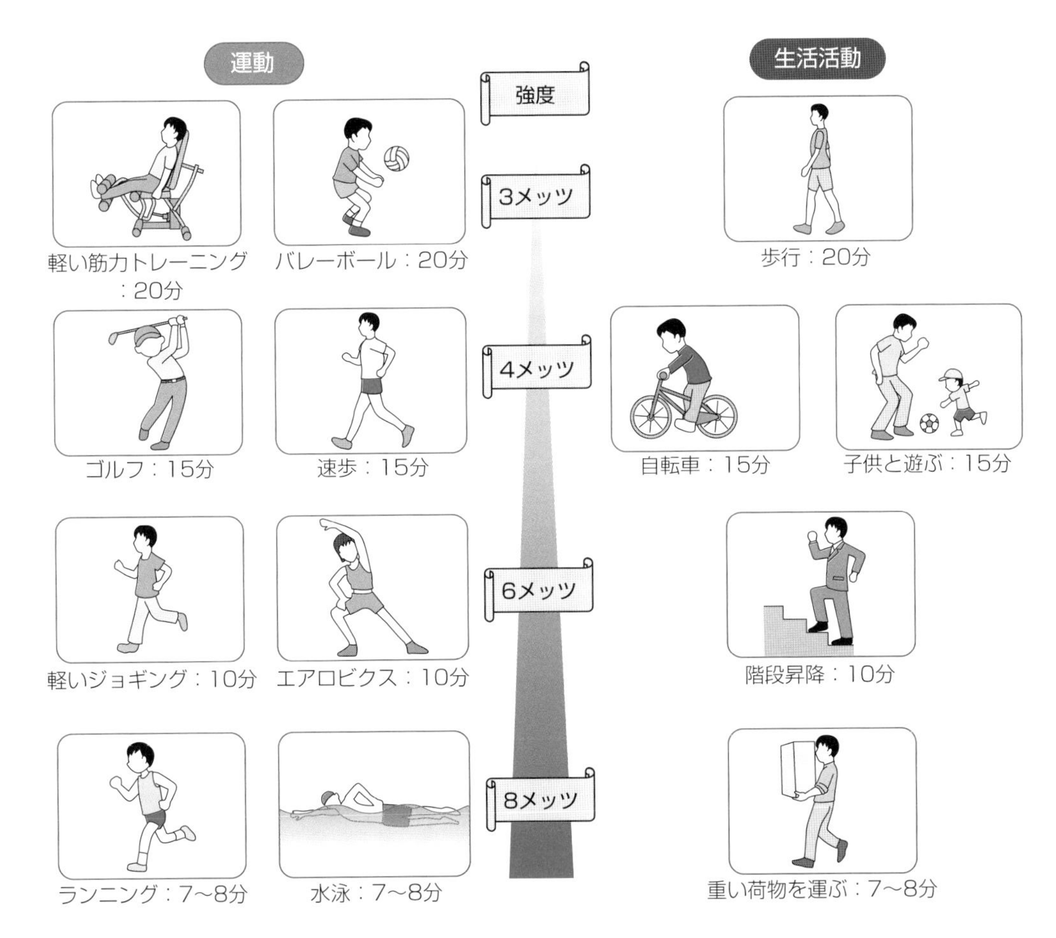

図 2　1 エクササイズに相当する活発な身体活動

b）レジスタンス運動

レジスタンス運動は一般的には，連続しない日程で週2～3日，上半身，下半身の筋肉を含んだ8～10種類のレジスタンス運動を行う．負荷としては，10～15回繰り返すことができる程度の負荷を1セット行う程度から開始する．その後負荷を徐々に増加し8～12回繰り返す負荷で1～3セット行うことを目標にする．

c）運動処方の実際

運動療法は各個人の体力レベル（持久的および筋力）に加え，年齢，合併症，生活スタイルなどに合わせて処方する．有酸素運動で最も多く行われている運動は歩行であり，実際にメタ解析により歩行運動だけでも血糖コントロールが改善することが示されている[7]．運動強度は，脈拍数で設定する場合，簡易的には50歳未満では1分間に100～120拍，50歳以上では100拍未満が目安となる．自覚強度としては，導入時には「楽である」～「やや楽である」程度で行い，運動に慣れてきたら，「ややきつい」程度の強度まで増加させるかを患者の状態により検討する．また，運動の最初の5分と最後の5分はウォームアップ，クールダウンとしてそれぞれ徐々に負荷を上げ下げする．

有酸素運動は1週間に150分程度を目標とする．最近では，時間を目標として指導したときよりも，目標歩数を提示し歩数計で自己管理したほうが運動療法のアドヒアランスや血糖低下効果が良好であったことが示された[31]．メタ解析でも，歩数計や活動量計の使用が活動量増加に有効であることが示されている[32]．歩数を指標にする場合，1週間に150分の有酸素運動は約15,000歩の歩行と同等であるため，毎日均等に歩数を増加させるとすると，1日に+2,000歩を超える程度が目標となる．最終的には，1日トータルで8,000歩程度が歩数の目安となる[33]．

ただし，インスリンやSU薬などの薬物療法中の患者では，空腹時に運動を行うと低血糖を起こす可能性があるので注意を要する．また，運動前の血糖値が低値である場合は補食を指示する．

レジスタンス運動についても，目標値に沿ってマシーン，フリーウェイト，バンド（ラバーやシリコン），自重を利用したものが勧められる[21]．高齢の糖尿病患者において，非糖尿病者に比べて筋量の低下が生じやすいことも示唆されており[34]，今後の高齢化社会において強調されるべき運動様式と考えられる．

2．二次予防としての運動療法

1）心臓リハビリテーションとは

心臓リハビリテーションとは，心臓病の患者が，体力を回復し自信を取り戻し，快適な家庭生活や社会生活に復帰するとともに，再発や再入院を防止することを目指して行う総合的活動プログラムのことある．内容として，運動療法と学習活動・生活指導・相談（カウンセリング）などを含む．心不全，心筋梗塞，狭心症，心臓手術後などの患者は，心臓の働きが低下し，また安静生活を続けたことによって運動能力や身体の調節の働きも低下している．そのため退院してからすぐには強い活動はできず，またどの程度活動しても大丈夫なのかがわからないために不安もある．

これらに対して心臓リハビリで適切な運動療法を行うことが役に立つ．さらに，心臓病の原因となる動脈硬化の進行を防止することを目指して，食事指導や禁煙指導も行う．心臓リハビリテーションでは，専門知識を持った医師，理学療法士，看護師，薬剤師，臨床心理士，検査技師，作業療法士，健康運動指導士など多職種の専門医療職がかかわって，患者一人ひとりの状態に応じ

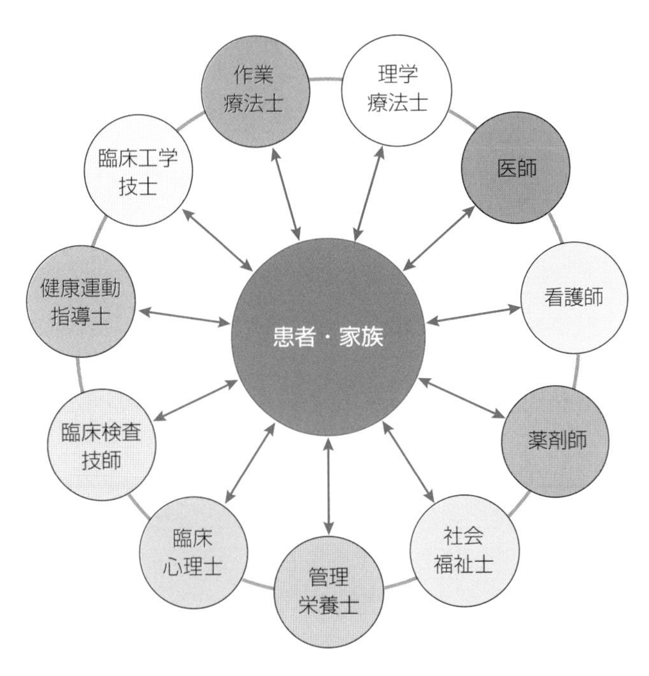

図3 心臓リハビリテーションチーム

た効果的なリハビリテーションプログラムを提案し実施する(図3).

2) 心臓リハビリテーションの効果のエビデンス

運動療法を中心とする心臓リハビリテーションが，虚血性心疾患の二次予防に有効であることに関しては多くの報告がある[35,36]．1982年Mayらは6つの大規模無作為試験をメタ解析し，21〜32%の死亡率の減少が期待できることを報告した[37]．2011年Hearnらは，Cochrane Databaseから47の研究から10,794名を対象にした冠動脈疾患の二次予防に関するシステマティックレビューをした[38]．運動を基本とする心臓リハビリテーションによって全死亡率を6〜12ヵ月の間に18%，1年以上の間に13%減少させた．また，1年以上の心血管死に関しては26%，12ヵ月以内の再入院を31%心臓リハビリテーションが減少させた[38]．Halewijnらは，急性冠症候群に対する治療法が大きく進歩したのちの，2010年から2015年に発表された18のランダム化比較試験の7,691人を対象としてメタ解析を行った[39]．全死亡は減少しなかったものの，心血管死は58%，心筋梗塞は30%，脳血管障害は60%も減少したという[39]．また，そのなかでも6個以上の危険因子の管理を含めた包括的心臓リハビリテーションでは，全死亡率が37%も減少することがわかった[39]．Dibbenらは，40のランダム比較試験をメタ解析して，心臓リハビリテーションによって身体活動が向上すると報告している[40]．このように包括的心臓リハビリテーションは，心疾患を持つ患者の健康寿命の延伸のためには必須であると考えられる．

特に，2型糖尿病患者の二次予防には，各種冠動脈危険因子の改善を含めた包括的心臓リハビリテーションが有効である．運動療法はインスリン抵抗性を改善し，耐糖能異常，食後高血糖を改善することが報告されている[41〜43]．1994年から2010年に米国Olmsted郡(ミネソタ州)で経皮的冠動脈形成術(PCI)を施行された患者の後方視的研究によると，中間値8.1年のフォローアップで，糖尿病患者では心臓リハビリテーションに参加することで総死亡率が44%も低下しており，死亡，心筋梗塞，血行再建術の複合エンドポイントは23%低下していた．非糖尿患者では，心臓リハビリテーションによって総死亡33%，心死亡が33%低下しており，糖尿病であっても，非糖尿病患者と同程度の心臓リハビリテーションによる死亡率低下が期待される[44]．しかし，心臓リハビリテーションに参加したのは，非糖尿病群が45%であったのに対して，糖尿病群では38%と有意に低かった．欧米に比較して，日本では心臓リハビリテーションの普及率が低いといわれており，今後，心疾患を持った糖尿病患者の生命予後，QOLの改善のため，心臓リハビリテーションの普及が必要と思われる．

3) 心臓リハビリテーションの実際

現在日本では，『心血管疾患におけるリハビリテーションに関するガイドライン』が作成され，基本的な方針や実施概要は記載されている[36]．また，日本心臓リハビリテーション学会では，国内で行われている心臓リハビリテーション医療の質を担保するため，心筋梗塞急性期・回復期(2013年)と心不全(2017年)に対する標準プログラムをホームページ上で公開している．各施設で，ガイドライン，標準プログラムを参照して，心臓リハビリテーションを推進していただきたい．

健常者および心血管疾患患者の運動療法の適応・禁忌，リスクを評価したうえで，運動療法を実施するためのフローチャートを図４に示す．具体的な運動処方としては，2006年に，厚生労働

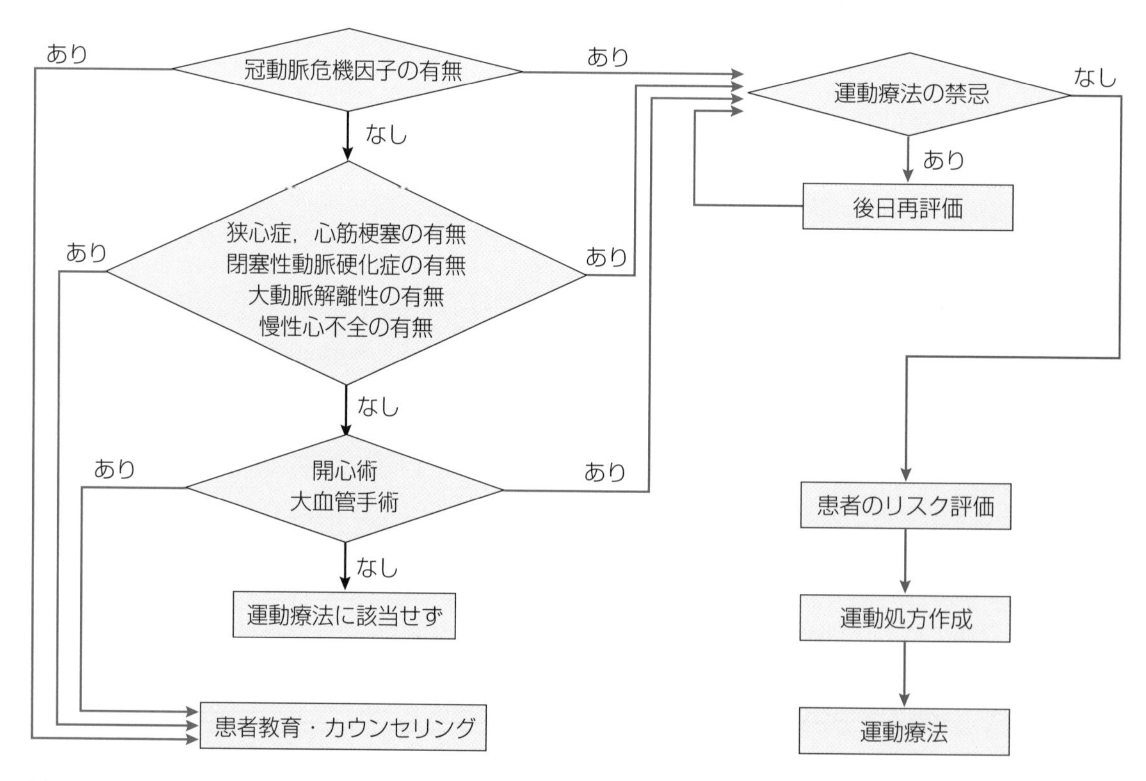

図４　運動療法へのフローチャート

（日本循環器学会．心血管疾患におけるリハビリテーションに関するガイドライン(2012年改訂版)，p.23［図1］　http://www.j-circ.or.jp/guideline/pdf/JCS2012_nohara_h.pdf［2020年1月27日閲覧］より引用）

省の運動所要量・運動指針の策定検討会により作成されたものが『健康づくりの運動基準2006』であり，その普及を目的にした運動の手引きが『健康づくりのための運動指針2006』である．なお，エクササイズガイド2006では，「エクササイズ：Ex（メッツ×運動時間）」という運動量の単位を設定し，生活習慣病を防ぐには1週間に計23Ex以上行い，うち少なくとも4Exはスポーツなどの活発な運動とすることを目標としている．図2に1Exに相当する運動量を示した．

一般的に，心疾患患者の運動療法には運動処方が必要である．運動処方の構成要素として，①運動の種類，②運動強度，③運動の継続時間，④運動の頻度，⑤身体活動度の増加に伴う再処方の5つがあげられる[35]．トレーニングの構成内容はウォームアップ，持久性運動，レジスタンストレーニング，レクリエーションなどの追加運動，クールダウンから構成される．持久力トレーニングは週3〜5回行い，レジスタンストレーニングは週2〜3回補足的に行うことが推奨されている[36,45]．

運動処方の決定には，トレッドミルや自転車エルゴメータを用いた多段階漸増負荷試験が用いられるが，心電図，心拍数・血圧反応以外に呼気ガス分析による最高酸素摂取量や嫌気性代謝閾値（anaerobic threshold：AT）の測定も有用である[35]．運動強度としてはATレベル以下の有酸素運動で，最大酸素摂取量の50〜70％（最大心拍数の40〜60％に相当）が用いられる[46]．わが国では呼気ガス分析併用運動負荷試験（心肺運動負荷試験）が広く普及しており，AT到達時の心拍数をもとに運動処方がされる（AT処方）ことが多い[35]．また心拍数によらない運動強度の処方としてBorg指数11〜13相当の運動が推奨される（表1）[35,36]．有酸素運動に加えて，最近レジスタンストレーニングの有効性が注目されている．最大筋力の60〜80％で繰り返し行う筋力トレーニングは安全で効果的である．有酸素運動にレジスタンストレーニングを加えた運動療法が推奨され，包括的心臓リハビリテーションの一部として行われる[35,36]．

文献

1) Umpierre D, Ribeiro PA, Kramer CK, et al. Physical activity advice only or structured exercise training and association with HbA1c levels in type 2 diabetes: a systematic review and meta-analysis. JAMA. 2011; **305**: 1790-1799.
2) Boule NG, Haddad E, Kenny GP, et al. Effects of exercise on glycemic control and body mass in type 2 diabetes mellitus: a meta-analysis of controlled clinical trials. JAMA. 2001; **286**: 1218-1227.
3) Pai LW, Li TC, Hwu YJ, et al. The effectiveness of regular leisure-time physical activities on long-term glycemic control in people with type 2 diabetes: a systematic review and meta-analysis. Diabetes Res Clin Pract. 2016; **113**: 77-85.
4) Boniol M, Dragomir M, Autier P, Boyle P. Physical activity and change in fasting glucose and HbA1c: a quantitative meta-analysis of randomized trials. Acta Diabetol. 2017; **54**: 983-991.
5) MacLeod SF, Terada T, Chahal BS, Boule NG. Exercise lowers postprandial glucose but not fasting glucose in type 2 diabetes: a meta-analysis of studies using continuous glucose monitoring. Diabetes Metab Res Rev. 2013; **29**: 593-603.
6) Snowling NJ, Hopkins WG. Effects of different modes of exercise training on glucose control and risk factors for complications in type 2 diabetic patients: a meta-analysis. Diabetes Care. 2006; **29**: 2518-2527.
7) Qiu S, Cai X, Schumann U, et al. Impact of walking on glycemic control and other cardiovascular risk factors in type 2 diabetes: a meta-analysis. PLoS One. 2014; **9**: e109767.
8) Thomas DE, Elliott EJ, Naughton GA. Exercise for type 2 diabetes mellitus. Cochrane Database Syst Rev. 2006: CD002968.
9) Sabag A, Way KL, Keating SE, et al. Exercise and ectopic fat in type 2 diabetes: A systematic review and meta-analysis. Diabetes Metab. 2017; **43**: 195-210.
10) Way KL, Hackett DA, Baker MK, Johnson NA. The Effect of Regular Exercise on Insulin Sensitivity in Type 2 Diabetes Mellitus: A Systematic Review and Meta-Analysis. Diabetes Metab J. 2016; **40**: 253-271.
11) Schwingshackl L, Missbach B, Dias S, et al. Impact of different training modalities on glycaemic control and blood lipids in patients with type 2 diabetes: a systematic review and network meta-analysis. Diabetologia. 2014; **57**: 1789-1797.

12) Kelley GA, Kelley KS. Effects of aerobic exercise on lipids and lipoproteins in adults with type 2 diabetes: a meta-analysis of randomized-controlled trials. Public Health. 2007; **121**: 643-655.
13) Hayashino Y, Jackson JL, Fukumori N, et al. Effects of supervised exercise on lipid profiles and blood pressure control in people with type 2 diabetes mellitus: a meta- analysis of randomized controlled trials. Diabetes Res Clin Pract. 2012; **98**: 349-360.
14) Chudyk A, Petrella RJ. Effects of exercise on cardiovascular risk factors in type 2 diabetes: a meta-analysis. Diabetes Care. 2011; **34**: 1228-1237.
15) Hayashino Y, Jackson JL, Hirata T, et al. Effects of exercise on C-reactive protein, inflammatory cytokine and adipokine in patients with type 2 diabetes: a meta-analysis of randomized controlled trials. Metabolism. 2014; **63**: 431-440.
16) Figueira FR, Umpierre D, Cureau FV, et al. Association between physical activity advice only or structured exercise training with blood pressure levels in patients with type 2 diabetes: a systematic review and meta-analysis. Sports Med. 2014; **44**: 1557-1572.
17) Melo LC, Dativo-Medeiros J, Menezes-Silva CE, et al. Physical Exercise on Inflammatory Markers in Type 2 Diabetes Patients: A Systematic Review of Randomized Controlled Trials. Oxid Med Cell Longev. 2017; **2017**: 8523728.
18) Boule NG, Kenny GP, Haddad E, et al. Meta-analysis of the effect of structured exercise training on cardiorespiratory fitness in Type 2 diabetes mellitus. Diabetologia. 2003; **46**: 1071-1081.
19) Jelleyman C, Yates T, O'Donovan G, et al. The effects of high-intensity interval training on glucose regulation and insulin resistance: a meta-analysis. Obes Rev. 2015; **16**: 942-961.
20) American Diabetes A. 4. Lifestyle Management: Standards of Medical Care in Diabetes-2018. Diabetes Care. 2018; **41**: S38-S50.
21) Colberg SR, Sigal RJ, Yardley JE, et al. Physical Activity/Exercise and Diabetes: A Position Statement of the American Diabetes Association. Diabetes Care. 2016; **39**: 2065-2079.
22) Oliveira C, Simoes M, Carvalho J, Ribeiro J. Combined exercise for people with type 2 diabetes mellitus: a systematic review. Diabetes Res Clin Pract. 2012; **98**: 187-198.
23) Yang Z, Scott CA, Mao C, et al. Resistance exercise versus aerobic exercise for type 2 diabetes: a systematic review and meta-analysis. Sports Med. 2014; **44**: 487-499.
24) Nery C, Moraes SRA, Novaes KA, et al. Effectiveness of resistance exercise compared to aerobic exercise without insulin therapy in patients with type 2 diabetes mellitus: a meta-analysis. Braz J Phys Ther. 2017; **21**: 400-415.
25) Hovanec N, Sawant A, Overend TJ, et al. Resistance training and older adults with type 2 diabetes mellitus: strength of the evidence. J Aging Res. 2012; **2012**: 284635.
26) Katzmarzyk PT, Church TS, Craig CL, Bouchard C. Sitting time and mortality from all causes, cardiovascular disease, and cancer. Med Sci Sports Exerc. 2009; **41**: 998-1005.
27) Dempsey PC, Larsen RN, Sethi P, et al. Benefits for Type 2 Diabetes of Interrupting Prolonged Sitting With Brief Bouts of Light Walking or Simple Resistance Activities. Diabetes Care. 2016; **39**: 964-972.
28) Kodama S, Tanaka S, Heianza Y, et al. Association between physical activity and risk of all-cause mortality and cardiovascular disease in patients with diabetes: a meta-analysis. Diabetes Care. 2013; **36**: 471-479.
29) Colberg SR, Sigal RJ, Fernhall B, et al. Exercise and type 2 diabetes: the American College of Sports Medicine and the American Diabetes Association: joint position statement. Diabetes Care. 2010; **33**: e147-e167
30) Liubaoerjijin Y, Terada T, Fletcher K, Boule NG. Effect of aerobic exercise intensity on glycemic control in type 2 diabetes: a meta-analysis of head-to-head randomized trials. Acta Diabetol. 2016; **53**: 769-781.
31) Dasgupta K, Rosenberg E, Joseph L, et al. Physician step prescription and monitoring to improve ARTERial health (SMARTER): A randomized controlled trial in patients with type 2 diabetes and hypertension. Diabetes Obes Metab. 2017; **19**: 695-704.
32) Baskerville R, Ricci-Cabello I, Roberts N, Farmer A. Impact of accelerometer and pedometer use on physical activity and glycaemic control in people with Type 2 diabetes: a systematic review and meta-analysis. Diabet Med. 2017; **34**: 612-620.
33) 厚生労働省．健康づくりのための身体活動基準 2013 https://www.mhlw.go.jp/stf/houdou/2r9852000002xple-att/2r9852000002xpqt.pdf〔2019 年 11 月 1 日閲覧〕
34) Park SW, Goodpaster BH, Lee JS, et al. Excessive loss of skeletal muscle mass in older adults with type 2 diabetes. Diabetes Care. 2009; **32**: 1993-1997.
35) 日本循環器学会．心筋梗塞二次予防に関するガイドライン(2011 年改訂版)，2011
36) 日本循環器学会．心血管疾患におけるリハビリテーションに関するガイドライン(2012 年改訂版)，2012
37) May GS, Eberlein KA, Furberg CD, et al. Secondary prevention after myocardial infarction: A review of long-term trials. Prog Cardiovasc Dis. 1982; **24**: 331-352.
38) Heran BS, Chen JM, Ebrahim S, et al. Exercise-based cardiac rehabilitation for coronary heart disease.

Cochrane Database Syst Rev. 2011; (7): CD001800.
39) van Halewijn G, Deckers J, Tay HY, et al. Lessons from contemporary trials of cardiovascular prevention and rehabilitation: a systematic review and meta-analysis. Int J Cardiol. 2017; **232**: 294-303.
40) Dibben GO, Dalal HM, Taylor RS, et al. Cardiac rehabilitation and physical activity: Systematic review and meta-analysis. Heart. 2018; **104**: 1394-1402.
41) Dylewicz P, Bienkowska S, Szczesniak L, et al. Beneficial effect of short-term endurance training on glucose metabolism during rehabilitation after coronary bypass surgery. Chest. 2000; **117**: 47-51.
42) Eriksson KF, Lindgarde F. Prevention of type 2 (non-insulin-dependent) diabetes mellitus by diet and physical exercise. The 6-year malmo feasibility study. Diabetologia. 1991; **34**: 891-898.
43) Schneider SH, Khachadurian AK, Amorosa LF, et al. Ten-year experience with an exercise-based outpatient life-style modification program in the treatment of diabetes mellitus. Diabetes Care. 1992; **15**: 1800-1810.
44) Jiménez-Navarro MF, Lopez-Jimenez F, Pérez-Belmonte LM, et al. Benefits of cardiac rehabilitation on cardiovascular outcomes in patients with diabetes mellitus after percutaneous coronary intervention. J Am Heart Assoc. 2017; **6**(10): pii: e006404. doi: 10.1161/JAHA.117.006404.
45) Thomas RJ, King M, Lui K, et al. AACVPR/ACC/AHA 2007 performance measures on cardiac rehabilitation for referral to and delivery of cardiac rehabilitation/secondary prevention services endorsed by the American College of Chest Physicians, American College of Sports Medicine, American Physical Therapy Association, Canadian Association of Cardiac Rehabilitation, European Association for Cardiovascular Prevention and Rehabilitation, Inter-American Heart Foundation, National Association of Clinical Nurse Specialists, Preventive Cardiovascular Nurses Association, and the Society of Thoracic Surgeons. J Am Coll Cardiol. 2007; **50**: 1400-1433.
46) Fletcher GF, Balady GJ, Amsterdam EA, et al. Exercise standards for testing and training: A statement for healthcare professionals from the american heart association. Circulation. 2001; **104**: 1694-1740.

1. Lifestyle 介入 — Ⅱ. 禁煙・栄養・食事・体重管理

1. 禁煙

多くの疫学研究より，喫煙は大血管障害と因果関係があることが示されている．糖尿病患者に限っても，喫煙と大血管障害の因果関係は国内外の多くの研究で示されている[1,2]．最近の前方視的コホート研究を用いたメタ解析によると[3]，糖尿病患者に限っても喫煙は心血管疾患のリスク因子であり，特に末梢動脈疾患でリスク比が高かった(すべての心血管病変：リスク比 1.44，95%CI 1.34～1.54，冠動脈疾患：リスク比 1.51，95%CI 1.41～1.62，末梢動脈疾患：リスク比 2.15，95%CI 1.62～2.85)．禁煙がその後の心血管リスクを下げることについても，多くのコホート研究やそのメタ解析において示されている[4,5]．なお，過去の喫煙者は非喫煙者に比べて冠動脈疾患の発症リスクが高いが，最近(4 年以内)禁煙を行った者において禁煙前後の体重変化で調整してもハザード比の点推定値が変わらなかったことから，禁煙によって一時的な体重増加が起きるとしてもこの体重増加が原因で冠動脈疾患の発症リスクが上昇しているわけではないと考えられ[5]，一時的な体重増加リスクは考慮しつつも禁煙を優先させるべきであると考えられる．

また，日本における疫学研究のメタ解析より，喫煙は 2 型糖尿病発症のリスク上昇と関連があるとの報告がなされており[6]，糖尿病予備群患者においては，糖尿病発症を通じての大血管障害発症リスク上昇を避けるという観点からも，喫煙を避けることが強く推奨される．

喫煙の種類については，電子タバコ(加熱式タバコを含む)の有害性に関する確実なエビデンスが出ているわけではないが，特に非喫煙者については電子タバコも使用しないことが推奨される．

2. 栄養・食事

糖尿病，糖尿病予備群はいずれも大血管障害のリスク因子である．Diabetes Prevention Program (DPP)研究において，減量を中心としたプログラムが前糖尿病(日本での糖尿病予備群に相当)における糖尿病発症を抑制したことが示されている[7,8]．また，Look AHEAD 研究において，減量を中心とした介入群において糖尿病患者における血糖コントロールが改善した[9]．これらのことから，糖尿病予備群と糖尿病患者においては，運動と食事を通じて適切な体重管理を行うことが推奨されている．具体的には，わが国の肥満患者において現体重からの 3%の減量を目標とすることが適当と考えられる．一方で，同じ Look AHEAD 研究において，過体重もしくは肥満の 2 型糖尿病成人患者に対して減量を中心とした介入を行ったが，心血管イベント(心血管死亡，非致死性心筋梗塞，非致死性脳卒中，狭心症による入院)の発生率は介入群と対照群で差がなく，中間解析で中止となった(ハザード比 0.95，95%CI 0.83～1.09)[9]．この原因として，介入群における体重管理の遵守率がよくなかったことなどがあげられている．

Steno-2[10]，JDCS[11]といった包括的治療介入のランダム化比較試験では，介入群における心血管イベント発症率低下を認めた．J-DOIT3 研究では，主要アウトカム(心筋梗塞，脳卒中，血行再建術，死亡）については統計的有意差を認めなかった（ハザード比 0.81，95％CI 0.63〜1.04，$p=0.094$）[12]．ベースライン時の喫煙者が有意に介入群で多かったこともあり，喫煙を含む前もって定められたいくつかの因子で調整した解析では介入群において有意な低下を認めた（ハザード比 0.76，95％CI 0.59〜0.99，$p=0.042$）．主解析で有意差が出なかった原因としては，喫煙者の割付けが均等でなかったこと以外にも，糖尿病患者における合併症の発生率が集団として年々低下していて検出力が予想以上に低下したことも考えられている．

いくつかの食事パターンに関しては，心血管イベントの低下と有意に関連していることが報告されている（DASH 食[13]，地中海食[14]など）．それらはもともと糖尿病対策のためにつくられたものではないが，前糖尿病患者[15]，糖尿病患者[16]においても有効であるとの報告がある．一方で，主要栄養素の望ましい割合については，議論が定まっていない．特に，低炭水化物食に関しては，少なくとも短期的に血糖コントロールを改善すると考えられる一方で，長期的には低炭水化物食は高炭水化物食と同様に死亡率上昇と関連があるという最近の研究もある[17]．

日本人の脂質および飽和脂肪酸の摂取量は欧米人に比べて少なく，食事摂取基準 2015 年版[18]に設定されている成人の脂質摂取比率（20〜30％エネルギー）は米国の基準（25〜35％エネルギー）[19]よりも低い．糖尿病患者においてさらに厳格に設定する根拠は乏しく，他の栄養素と同じく個々の病態や嗜好などに応じて設定されるべきであるが，脂質摂取比率が増加する場合にはその質にも留意すべきである．また，飽和脂肪酸は 7％以下の摂取目標量が推奨される．n-3 系脂肪酸（EPA，DHA など）を多く摂取することによって糖尿病発症リスクや糖尿病患者における心血管疾患の発症リスクが低下するというエビデンスは不足しており，n-3 系脂肪酸の目標量は設定されていない．

また，高齢糖尿病患者における栄養摂取を考えるうえでは，サルコペニア予防の観点も必要である．サルコペニアは高齢期にみられる骨格筋量の減少と筋力もしくは身体機能の低下により定義されるが[20]，英国の高齢者においてサルコペニア，特にサルコペニア肥満（サルコペニアと肥満もしくは体脂肪の増加を併せ持つ状態）で心血管疾患による死亡と総死亡のリスクが上昇したという報告があり[21]，また韓国の横断研究においてサルコペニアやサルコペニア肥満と Framingham risk score 高値との関連が示されているなど[22]，心血管疾患とサルコペニアの関連が示唆されている．『サルコペニア診療ガイドライン 2017 年版』では，サルコペニアの発症予防・抑制には運動のほか適切な栄養摂取，特に 1 日に（適正体重）1 kg あたり 1.0 g 以上のタンパク質摂取がサルコペニアの発症予防に有効である可能性があるということで推奨されている[20]．当然ながら，腎疾患を合併する場合にはその食事療法と相反することが考えられ，優先順位については個々人の状況に応じて判断されるべきである．

塩分摂取については，食塩摂取過剰が糖尿病患者，特に血糖コントロールの悪い患者において心血管疾患のリスクを上昇させるという JDCS からのエビデンスがあるが[23]，相反する結果を示す研究[24]もあり，糖尿病患者に向けて特別な塩分摂取量の摂取基準を設定する明確な根拠はないと考えられる．食事摂取基準[18]にある男性 7.5 g/日，女性 6.5 g/日未満，高血圧合併患者と顕性腎症期以降の病期の患者では 6.0 g/日未満の摂取目標量が適用される．

上記のように，様々な新しい知見が得られているなかでガイドラインの改訂が行われており，『糖尿病診療ガイドライン 2019』における総エネルギー摂取量の設定方法や主要栄養素の摂取比率や摂取量についての設定方法が改訂される．基本的には，長期的に継続可能で効果的な食事療法のためには，患者の身体活動量，病態や合併症の状態，あるいは患者の嗜好に応じて体重・体組成の変化や検査データを参照しながら，総エネルギー摂取量や各栄養素摂取比率を柔軟に設定し，

表 1　糖代謝異常者における大血管障害予防のための生活習慣（喫煙・食事）

喫煙		• 禁煙が強く推奨される． • 少なくとも非喫煙者については，電子タバコ（加熱式タバコも含む）も新規使用しないことが推奨される．
食事療法	体重	• 肥満患者においては，運動と食事を通じて，現体重から 3%の減量を当面の目標とする． • 一方で，サルコペニアやサルコペニア肥満に関しても注意する． • 目標体重や総エネルギー摂取量の設定方法に関しては，年齢，肥満度，身体活動量，病態などの様々な要素を考慮して設定する．
	食事パターン	• DASH 食や地中海食が糖尿病患者においても有効という報告がある． • 一方で，主要栄養素の望ましい比率については，結論が定まっていない．
	脂質	• エビデンスは不足しているが，以下をひとつの目安とする． 脂質摂取比率：20～30%エネルギー， 飽和脂肪酸：7%エネルギー以下 脂質摂取比率が 25%を超える場合には，脂肪酸組成に配慮
	食塩	• 高血圧合併患者，顕性腎症期以降の患者：6.0 g/ 日未満 • その他の患者：男性 7.5 g/ 日，女性 6.5 g/ 日未満

また適宜変更することが重要である．

3. まとめ

本項では，糖代謝異常者における大血管障害予防のための生活習慣として，禁煙・栄養・食事・体重管理を概説した．概要については表 1 にまとめている．

文献

1）Zhu P, Pan XF, Sheng L, et al. Cigarette Smoking, Diabetes, and Diabetes Complications: Call for Urgent Action. Curr Diab Rep. 2017; **17**: 78.
2）DCCT/EDIC Research Group. Risk Factors for Cardiovascular Disease in Type 1 Diabetes. Diabetes. 2016; **65**: 1370-1379.
3）Pan A, Wang Y, Talaei M, Hu FB. Relation of Smoking With Total Mortality and Cardiovascular Events Among Patients With Diabetes Mellitus: A Meta-Analysis and Systematic Review. Circulation. 2015; **132**: 1795-1804.
4）Mons U, Muezzinler A, Gellert C, et al. Impact of smoking and smoking cessation on cardiovascular events and mortality among older adults: meta-analysis of individual participant data from prospective cohort studies of the CHANCES consortium. BMJ. 2015; **350**: h1551.
5）Clair C, Rigotti NA, Porneala B, et al. Association of smoking cessation and weight change with cardiovascular disease among adults with and without diabetes. JAMA. 2013; **309**: 1014-1021.
6）Akter S, Goto A, Mizoue T. Smoking and the risk of type 2 diabetes in Japan: A systematic review and meta-analysis. J Epidemiol. 2017; **27**: 553-561.
7）Haffner SM, Lehto S, Rönnemaa T, et al. Mortality from coronary heart disease in subjects with type 2 diabetes and in nondiabetic subjects with and without prior myocardial infarction. N Engl J Med. 1998; **339**: 229-234.
8）Hamman RF, Wing RR, Edelstein SL, et al. Effect of weight loss with lifestyle intervention on risk of diabetes. Diabetes Care. 2006; **29**: 2102-2107.
9）Wing RR, Bolin P, Brancati FL, et al. Cardiovascular effects of intensive lifestyle intervention in type 2 diabetes. N Engl J Med. 2013; **369**: 145-154.
10）Gæde P, Vedel P, Larsen N, et al. Multifactorial intervention and cardiovascular disease in patients with type 2 diabetes. N Engl J Med. 2003; **348**: 383-393.
11）Sone H, Tanaka S, Iimuro S, et al. Long-term lifestyle intervention lowers the incidence of stroke in Japan-

医療スタッフ必携。南江堂の好評書籍

今日の治療薬 2020 解説と便覧

2020年は
ラベンダー

●編集　浦部晶夫・島田和幸・川合眞一

●**章を新設**：関節リウマチなどの膠原病諸疾患，炎症性腸疾患，乾癬などを免疫疾患として 1 つの章にまとめました　●**解説**：「図で見る薬理作用」を追加　●**その他**：①便覧の警告欄に新マークを新設　②AG を通常の後発品と区別　③「探しにくい適応症ガイド」を新設　●**巻末付録**：「2019 年 11 ～ 12 月部会承認の新薬」を新設

■B6 判・1,438 頁　2020.1.　定価 5,060 円（本体 4,600 円＋税）

今日の処方（改訂第6版）

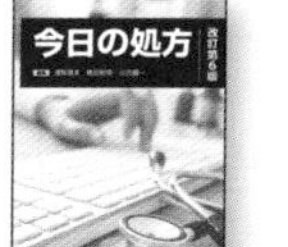

●編集　浦部晶夫・島田和幸・川合眞一

●各疾患ごとに，薬剤の投与量・投与法など具体的な処方例を，病型や病態，重症度に応じて段階的に解説．今版では，一般名処方を念頭に，商品名を限定しない記載にしたほか，専門医と一般臨床医の相互連携に必要な知識を「連携医療」として盛り込んだ．

■A5 判・904 頁　2019.3.　定価 7,150 円（本体 6,500 円＋税）

今日の臨床検査2019-2020

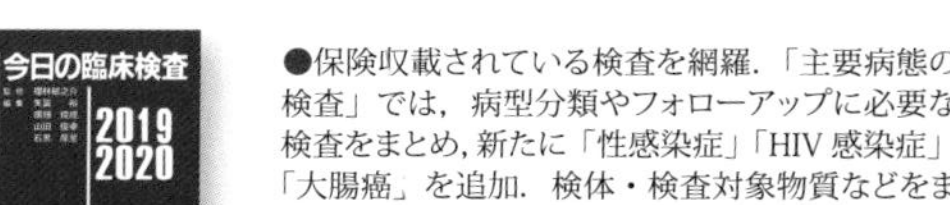

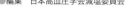

●監修　櫻林郁之介
●編集　矢冨　裕・廣畑俊成・山田俊幸・石黒厚至

●保険収載されている検査を網羅．「主要病態の検査」では，病型分類やフォローアップに必要な検査をまとめ，新たに「性感染症」「HIV 感染症」「大腸癌」を追加．検体・検査対象物質などをまとめた「概説」と，各検査項目の「解説」で構成．

■B6 判・722 頁　2019.2.　定価 5,280 円（本体 4,800 円＋税）

日本医師会生涯教育シリーズ 動脈硬化診療のすべて

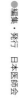

●編集・発行　日本医師会

●動脈硬化診療の疫学研究，基礎研究，新規治療法の開発について最新の情報を紹介．実地医家をはじめとした多領域の医師が日常的に遭遇する動脈硬化疾患について，疫学から診断と治療，再生医療などのトピックスも含めて，「動脈硬化診療のすべて」の情報を提供．

■B5 判・374 頁　2019.11.　定価 6,050 円（本体 5,500 円＋税）

なぜ?どうする?がわかる! 便秘症の診かたと治しかた

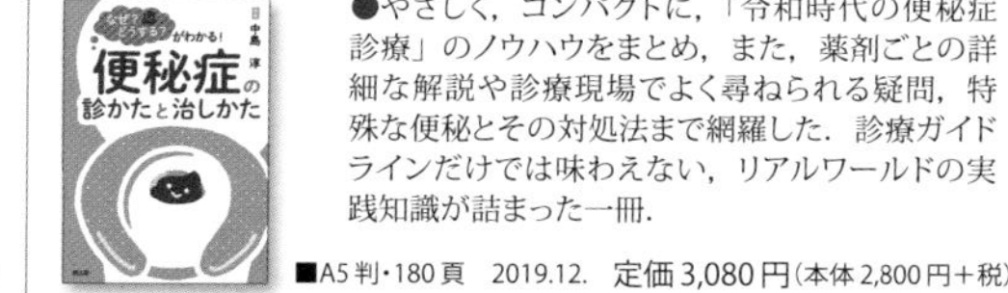

●編集　中島 淳

●やさしく，コンパクトに，「令和時代の便秘症診療」のノウハウをまとめ，また，薬剤ごとの詳細な解説や診療現場でよく尋ねられる疑問，特殊な便秘とその対処法まで網羅した．診療ガイドラインだけでは味わえない，リアルワールドの実践知識が詰まった一冊．

■A5 判・180 頁　2019.12.　定価 3,080 円（本体 2,800 円＋税）

かかりつけ医もここまで診よう! 肛門部外来診療マニュアル

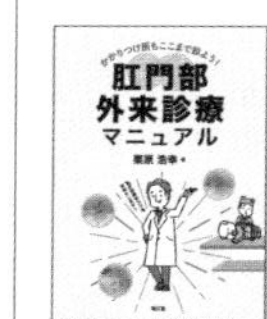

●著　栗原浩幸

●他疾患の外来患者が実は肛門の痛みや排便異常に悩んでいることは少なくない．日常診療で遭遇頻度の高い肛門疾患の病態を豊富な写真で示し，基本的な肛門部の診察方法と鑑別の流れ，外来で行える処置までをエキスパートが一般臨床医のためにやさしく解説．

■B5 判・118 頁　2019.5.　定価 4,620 円（本体 4,200 円＋税）

減塩のすべて 理論から実践まで

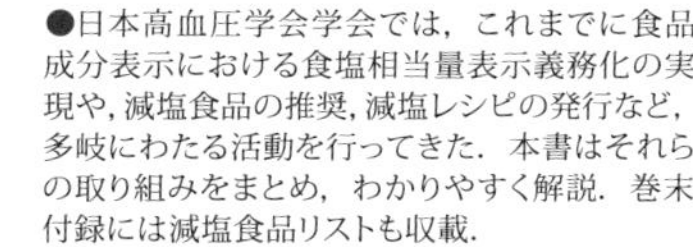

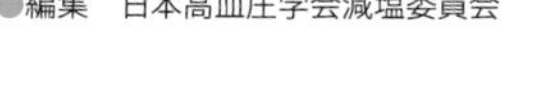

●編集　日本高血圧学会減塩委員会

●日本高血圧学会学会では，これまでに食品成分表示における食塩相当量表示義務化の実現や，減塩食品の推奨，減塩レシピの発行など，多岐にわたる活動を行ってきた．本書はそれらの取り組みをまとめ，わかりやすく解説．巻末付録には減塩食品リストも収載．

■B5 判・142 頁　2019.5.　定価 2,640 円（本体 2,400 円＋税）

エキスパートが答える Dr.小川の傷や傷あと治療Q&A

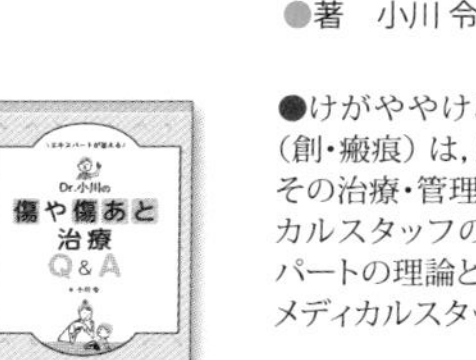

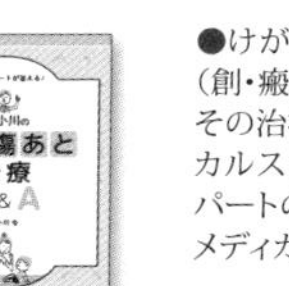

●著　小川 令

●けがややけど，なかなか治らない傷・傷あと（創・瘢痕）は，患者 QOL に与える影響は大きく，その治療・管理においては，すべての医師・メディカルスタッフの相互協力が重要である．エキスパートの理論と実践的な知識を，医師や研修医，メディカルスタッフに Q&A 形式でやさしく解説．

■A5 判・184 頁　2019.4.　定価 4,730 円（本体 4,300 円＋税）

病態栄養専門管理栄養士のための 病態栄養ガイドブック

改訂第6版

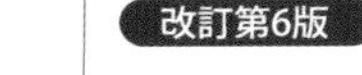

●編集　日本病態栄養学会

●同学会による「病態栄養専門管理栄養士」認定のための教育セミナー指定テキスト．資格取得・更新および継続的な知識の維持・向上に必須．2016 年以降の新しい病態概念や治療の考え方を提示し，診断基準やガイドラインの更新，臨床研究・倫理指針に関する項目が新設された．

■B5 判・414 頁　2019.6.　定価 4,290 円（本体 3,900 円＋税）

輸液・栄養療法 もち歩きBOOK

●著　伊東明彦

正解を目指さない!? 意思決定⇔支援

人生最終段階の話し合い

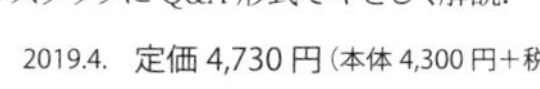

●著　阿部泰之

薬物療法に活かす 糖尿病を聴く技術と話す技術

●著　松本一成

遊び心に満ちたイラストと解説を読み進めるうちに「考えかた」が身につく。
しくみと「考えかた」から世界が広がる。
『考えかた』シリーズ第4弾！

New

酸塩基平衡の考えかた

故(ふる)きを・温(たず)ねて・Stewart

●著　丸山一男

データの読みによる病態の把握，さらに治療へと繋がる道筋という“考えかた”をもとに解説。
難解にみえる概念や計算式もすんなり頭に入ってくる。

■A5 判・278 頁　2019.3.　定価 3,520 円（本体 3,200 円＋税）

周術期輸液の考えかた

何を・どれだけ・どの速さ

●著　丸山一男

第1弾！

■A5 判・198 頁　2005.2.
定価3,850円（本体3,500円＋税）

人工呼吸の考えかた

いつ・どうして・どのように

●著　丸山一男

第2弾！

■A5 判・284 頁　2009.7.
定価3,520円（本体3,200円＋税）

痛みの考えかた

しくみ・何を・どう効かす

発売中

●著　丸山一男

第3弾！

■A5 判・366 頁　2014.4.
定価3,520円（本体3,200円＋税）

「○○は専門ではない」けれども「○○を診る機会がある」あなたへ

むかしの頭で診ていませんか？

日常の診療に役立つ，知っておくと便利な各領域の知識をスッキリとまとめました.
①各項目の冒頭に結論を掲載 ②一般臨床医が遭遇する可能性が高い病態に絞って解説
③「具体的にどうするのか」「なぜ考え方が変わったのか」など，要点をギュッと凝縮.

■A5 判　各定価 4,180 円（本体 3,800 円＋税）

むかしの頭で診ていませんか？
循環器診療をスッキリまとめました

●編集　村川裕二

2015.8.

むかしの頭で診ていませんか？
血液診療をスッキリまとめました

●編集　神田善伸

2017.10.

むかしの頭で診ていませんか？
呼吸器診療をスッキリまとめました

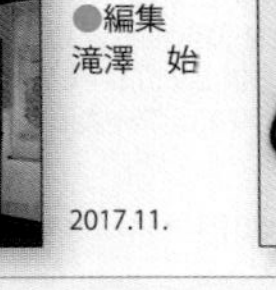

●編集　滝澤　始

2017.11.

むかしの頭で診ていませんか？
糖尿病診療をスッキリまとめました

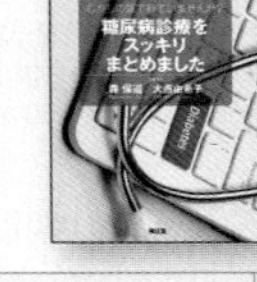

●編集　森　保道　大西由希子

2017.12.

むかしの頭で診ていませんか？
神経診療をスッキリまとめました

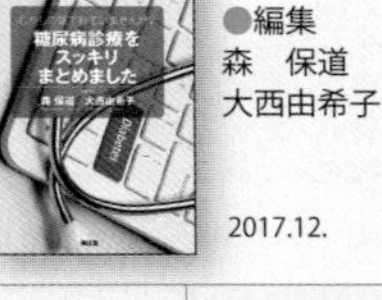

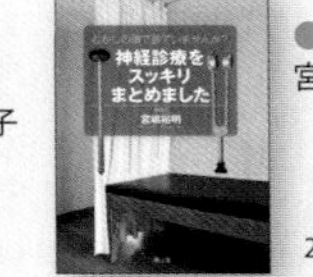

●編集　宮嶋裕明

New

2019.6.

むかしの頭で診ていませんか？
腎臓・高血圧診療をスッキリまとめました

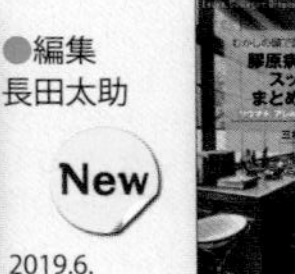

●編集　長田太助

New

2019.6.

むかしの頭で診ていませんか？
膠原病診療をスッキリまとめました

リウマチ，アレルギーも載ってます！

●編集　三村俊英

New

2019.10.

高齢者の循環器診療において直面する悩みやコンセンサスの得られていない課題を「評価」「治療」「管理」「ケア」「倫理的課題」に分類，解説。

現場のお悩みズバリ解決！ 循環器の高齢者診療“術”

●監修　代田浩之
●編集　荒井秀典・大村寛敏

■A5判・262頁　2019.4.　定価4,620円（本体4,200円＋税）

遠隔モニタリングシステム（RMS）の導入方法や運用のポイントをわかりやすく解説。

今すぐはじめられる！ 心臓デバイスの遠隔モニタリング超入門

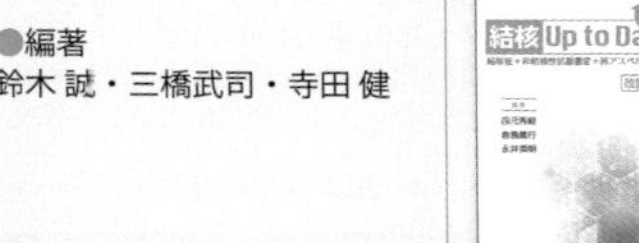

●編著　鈴木 誠・三橋武司・寺田 健

■A5判・98頁　2019.4.　定価2,860円（本体2,600円＋税）

この領域の著しい進歩を盛り込み，今後の結核診療に一層役立つ内容へ Up to Date。
付録として掲載写真を web 上で公開。

結核Up to Date［Web付録つき］

結核症＋非結核性抗酸菌症＋肺アスペルギルス症（改訂第4版）

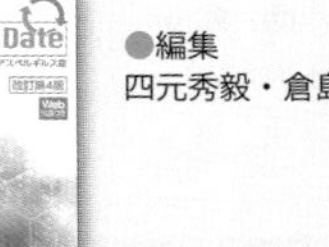

●編集　四元秀毅・倉島篤行・永井英明

Web付録つき

■B5判・314頁　2019.6.　定価10,120円（本体9,200円＋税）

前書『3 週間 de 消化器病理』とともに読み通すことで，臨床医が知っておきたい消化器病理の知識がさらに身につき，病態理解が深まる。待望の続編！

3週間de消化器病理2

臨床医のための病理のイロハ

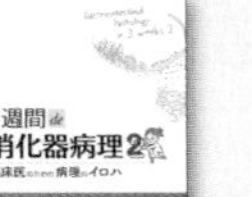

●著　福嶋敬宜

■A5判・200頁　2019.5.　定価3,960円（本体3,600円＋税）

新たに登場したオピオイドや便秘治療薬に関する

専門医をめざす医師のみならず，緩和医療を専門

益と害のバランス，コストや患者の好みも踏まえ，

3年ぶりの改訂により最新のエビデンスを反映し，

NANKODO 南江堂　www.nankodo.co.jp
〒113-8410　東京都文京区本郷三丁目42-6
(営業)TEL 03-3811-7239　FAX 03-3811-7230

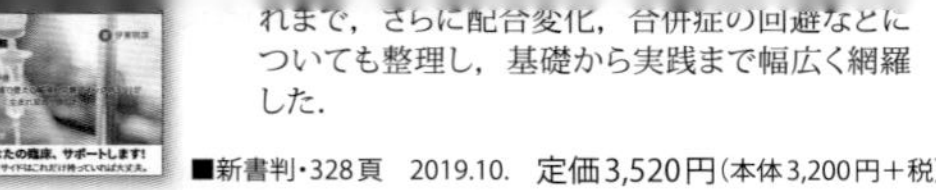

れまで，さらに配合変化，合併症の回避などについても整理し，基礎から実践まで幅広く網羅した．

■新書判・328 頁　2019.10.　定価 3,520 円（本体 3,200 円＋税）

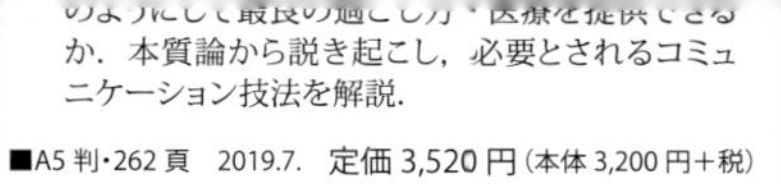

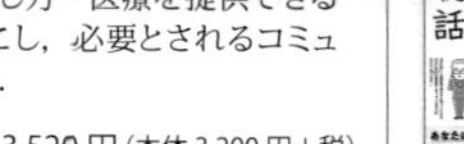

のようにして最良の過ごし方・医療を提供できるか．本質論から説き起こし，必要とされるコミュニケーション技法を解説．

■A5 判・262 頁　2019.7.　定価 3,520 円（本体 3,200 円＋税）

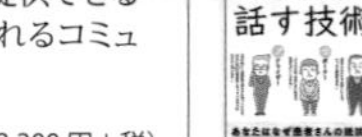

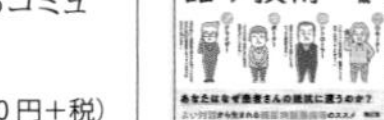

薬指導のコツを解説．具体的な会話例で患者タイプ別の対応をマスターすれば，苦手な患者も怖くない．

■A5 判・158 頁　2019.6.　定価 3,080 円（本体 2,800 円＋税）

向精神薬がわかる！使える！答えられる！ Q&A付

改訂第2版

●著　吉尾 隆

●「降圧薬と抗うつ薬は一緒に服用しても大丈夫？」そんな向精神薬に関する疑問に答える好評書．糖尿病や高血圧，腎機能障害などを合併している場合の薬の使い方をさらに充実．注意すべき相互作用，具体的な処方例まで解説．抗精神病薬もカバーした．

■A5 判・232 頁　2019.11.　定価 3,520 円（本体 3,200 円＋税）

本日の内科外来

●編集　村川裕二

●“内科外来を担当する”，“専門領域以外の内科診療にもあたる”，そんな状況下で，“今，何をすべきか（どうしのぐか）”，“専門医に送るヒントは何か”を，読破できる最小限なサイズで，やさしく解説した手引き書．

■A5 判・336 頁　2018.3.　定価 5,060 円（本体 4,600 円＋税）

肝硬変治療マニュアル エキスパートのコツとさじ加減

●編集
吉治仁志

●合併症に対する新薬の登場，抗線維化薬の開発など進歩の著しい肝硬変治療について最新の治療方針を踏まえて解説．治療の解説では，「エキスパートのさじ加減・コツ」としてガイドラインに掲載されていない実臨床でのポイントを掲載．また，エキスパートの処方例・コツを掲載した．今後，さらに発展が見込まれる最新の治療については「肝硬変のトピックス」として紹介した．

■A5 判・288 頁　2019.12.　定価 4,400 円（本体 4,000 円＋税）

同種・同効薬の違いをわかりやすく実践的に解説した好評シリーズ。

＊B5判　●編集　黒山政一・大谷道輝

続々 違いがわかる！ 同種・同効薬

●好評書第 3 弾．「経口抗肝炎ウイルス薬」「狭心症治療薬」「SGLT2 阻害薬」など，日常業務ですぐに役立つ 12 薬効群を収載．

■164 頁　2016.9.　定価 2,750 円（本体 2,500 円＋税）

続 違いがわかる！ 同種・同効薬（改訂第2版）

●薬剤・ガイドライン情報の UPDATE のほか，自己注射製剤や配合剤情報も充実．

■254 頁　2018.10.　定価 3,080 円（本体 2,800 円＋税）

違いがわかる！ 同種・同効薬（改訂第2版）

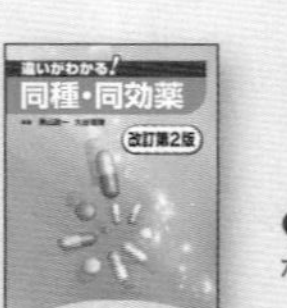

●好評書第 1 弾．要望の多かった「オピオイド鎮痛薬」「抗不安薬」の章を新設．

■266 頁　2015.3.　定価 3,080 円（本体 2,800 円＋税）

ゴールデンハンドブック

研修医・若手医師を対象に
診療のポイントをコンパクトにまとめた。
携帯に便利な新書判。

感染症診療 ゴールデンハンドブック（改訂第2版）
■376 頁　2018.6.　定価 4,400 円（本体 4,000 円＋税）

神経内科 ゴールデンハンドブック（改訂第2版増補）
■402 頁　2018.5.　定価 4,400 円（本体 4,000 円＋税）

循環器内科 ゴールデンハンドブック（改訂第4版）
■610 頁　2018.4.　定価 5,280 円（本体 4,800 円＋税）

リウマチ・膠原病診療 ゴールデンハンドブック
■352 頁　2017.1.　定価 4,400 円（本体 4,000 円＋税）

小児・新生児診療 ゴールデンハンドブック（改訂第2版）
■520 頁　2016.5.　定価 4,950 円（本体 4,500 円＋税）

糖尿病治療・療養指導 ゴールデンハンドブック（改訂第2版）
■286 頁　2013.2.　定価 3,300 円（本体 3,000 円＋税）

内分泌・代謝ゴールデンハンドブック
■454 頁　2015.12.　定価 4,180 円（本体 3,800 円＋税）

緩和ケア ゴールデンハンドブック（改訂第2版）
■262 頁　2015.6.　定価 3,520 円（本体 3,200 円＋税）

血液内科 ゴールデンハンドブック（改訂第2版）
■530 頁　2016.10.　定価 5,060 円（本体 4,600 円＋税）

甲状腺・副甲状腺診療 ゴールデンハンドブック
■234 頁　2012.11.　定価 3,850 円（本体 3,500 円＋税）

アレルギー診療 ゴールデンハンドブック
■366 頁　2013.6.　定価 4,180 円（本体 3,800 円＋税）

最新の治療シリーズ

年々進歩する専門領域の最新情報と
治療方針を整理する。

＊2020年は、3点がリニューアル。

New

循環器疾患 最新の治療2020-2021
腎疾患・透析 最新の治療2020-2022
血液疾患 最新の治療2020-2022

＊刊行時期はホームページ等でご確認ください。

発売中

感染症 最新の治療2019-2021
糖尿病 最新の治療2019-2021
呼吸器疾患 最新の治療2019-2020
眼科疾患 最新の治療2019-2021
産科婦人科疾患 最新の治療2019-2021
皮膚疾患 最新の治療2019-2020
消化器疾患 最新の治療2019-2020
神経疾患 最新の治療2018-2020

■各 B5 判　定価 8,400 円（本体 8,000 円＋税）
～定価 11,000 円（本体 10,000 円＋税）

20191106tsu

ese patients with type 2 diabetes: a nationwide multicentre randomised controlled trial (the Japan Diabetes Complications Study). Diabetologia. 2010; **53**: 419-428.

12）Ueki K, Sasako T, Okazaki Y, et al. Effect of an intensified multifactorial intervention on cardiovascular outcomes and mortality in type 2 diabetes (J-DOIT3): an open-label, randomised controlled trial. Lancet Diabetes Endocrinol. 2017; **5**: 951-964.

13）Salehi-Abargouei A, Maghsoudi Z, Shirani F, Azadbakht L. Effects of Dietary Approaches to Stop Hypertension (DASH)-style diet on fatal or nonfatal cardiovascular diseases—Incidence: A systematic review and meta-analysis on observational prospective studies. Nutrition. 2013; **29**: 611-618.

14）Sofi F, Macchi C, Abbate R, et al. Mediterranean diet and health status: an updated meta-analysis and a proposal for a literature-based adherence score. Public Health Nutr. 2014; **17**: 2769-2782.

15）Filippatos TD, Panagiotakos DB, Georgousopoulou EN, et al. Mediterranean Diet and 10-year (2002-2012) Incidence of Diabetes and Cardiovascular Disease in Participants with Prediabetes: The ATTICA study. Rev Diabet Stud. 2016; **13**: 226-235.

16）Campbell AP. DASH Eating Plan: An Eating Pattern for Diabetes Management. Diabetes Spectr. 2017; **30** (2): 76-81.

17）Seidelmann SB, Claggett B, Cheng S, et al. Dietary carbohydrate intake and mortality: a prospective cohort study and meta-analysis. Lancet Public Health. 2018; **3** (9): e419-e428.

18）厚生労働省．「日本人の食事摂取基準（2020 年版）策定」検討会報告書　https://www.mhlw.go.jp/content/10904750/000586553.pdf［2020 年 1 月 31 日閲覧］

19）Health UDo, Services H. Dietary guidelines for Americans 2015-2020: Skyhorse Publishing Inc., 2017.

20）サルコペニア診療ガイドライン作成委員会．サルコペニア診療ガイドライン，ライフサイエンス出版，東京，2017.

21）Atkins JL, Whincup PH, Morris RW, et al. Sarcopenic obesity and risk of cardiovascular disease and mortality: a population-based cohort study of older men. J Am Geriatr Soc. 2014; **62**: 253-260.

22）Byeon C-H, Kang K-Y, Kang S-H, et al. Sarcopenia is associated with Framingham risk score in the Korean population: Korean National Health and Nutrition Examination Survey (KNHANES) 2010-2011. 2015; **12**: 366.

23）Horikawa C, Yoshimura Y, Kamada C, et al. Dietary sodium intake and incidence of diabetes complications in Japanese patients with type 2 diabetes: analysis of the Japan Diabetes Complications Study (JDCS). J Clin Endocrinol Metab. 2014; **99**: 3635-3643.

24）Ekinci EI, Clarke S, Thomas MC, et al. Dietary salt intake and mortality in patients with type 2 diabetes. Diabetes Care. 2011; **34**: 703-709.

2. 薬物療法 — I. 脂質・血圧・抗血小板薬

1. 高血圧の薬物治療

糖尿病患者では非糖尿病患者に比べて高血圧の頻度が高く，高血圧が合併すると大血管疾患発症および死亡のリスクが上昇することが示されている[1]．また，糖尿病性細小血管障害のリスクも高血圧によって増大する[2]．したがって，糖尿病患者における高血圧の管理・治療は極めて重要である．糖尿病患者では，血圧が130/80 mmHg以上で治療を開始する．まずは，栄養・食事指導による体重のコントロール，有酸素運動を中心とした運動療法，1日6 gの減塩，禁煙などの生活習慣の改善を強力に行い，1ヵ月を経ても降圧目標である130/80mmHg未満が達成できない場合に薬物療法を考慮する．本邦では脳卒中の発現リスクが欧米人よりも高いことを考慮し，ACCORD-BP試験の結果をもとに，降圧目標値を，SBP 130 mmHg未満と設定している[3]．

糖尿病における降圧薬の選択としては，まずは微量アルブミン尿(30 mg/gCr以上)または蛋白尿を合併しているか否かを判断する．合併している場合には，レニン・アンジオテンシン系(RAS系)阻害薬であるACE阻害薬またはARBを最初に考慮する．合併していない場合には，RAS系阻害薬に加え，Ca拮抗薬，少量のサイアザイド系利尿薬のいずれかの単剤を考慮する．RAS系阻害薬は降圧効果に加えて，臓器保護作用やインスリン抵抗性改善作用，新規糖尿病発症抑制作用などを有することが多くの研究で立証されている[4~7](図1)．上記の第一選択薬で降圧効果が不十分な場合には，RAS系阻害薬，Ca拮抗薬，少量のサイアザイド系利尿薬から2剤を併用する[8~10]．さらに降圧を要する場合には，3剤を併用する．腎機能障害がある患者では，RAS系阻害薬単剤の増量も選択肢には残るが，一般に糖尿病に合併した高血圧では，降圧薬単剤では十分なコントロールが得られない場合が多い．ACE阻害薬とARBの併用療法は，心血管イベントを単剤治療に比べて減らすことはなく，むしろ低血圧や高カリウム血症などの有害事象を増やすため，推奨できない[11]．また，直接的レニン阻害薬のアリスキレンも，過度な降圧や高カリウム血症，腎機能障害をきたすため，ACE阻害薬またはARB投与中の糖尿病患者には併用禁忌である[12]．

α遮断薬には他剤に比較して臓器保護効果は明らかでなく，β遮断薬もインスリン抵抗性を悪化させたり中性脂肪を増加させる作用があり，これらの薬剤は，糖尿病患者には頻脈や心不全合併などの特殊なケースを除いて第一選択薬とはならない．

2. 脂質異常症の薬物治療

糖尿病患者は高LDL-C血症，低HDL-C血症，高TG血症などの脂質異常症を合併しやすい[13]．LDL-Cは糖尿病患者においても大血管症の最も強いリスクファクターである[14,15]．心血管疾患既往のない日本人2型糖尿病患者を対象としたJDCSの解析によると，最も強力な冠動脈疾患発症リスクファクターは，LDL-Cであった[15]．また，糖尿病患者におけるHDL-CやTGと心血管疾患発症に関する研究では，低HDL-Cおよび高TG血症で大血管障害が増えるという報告がある一方で[14,16]，

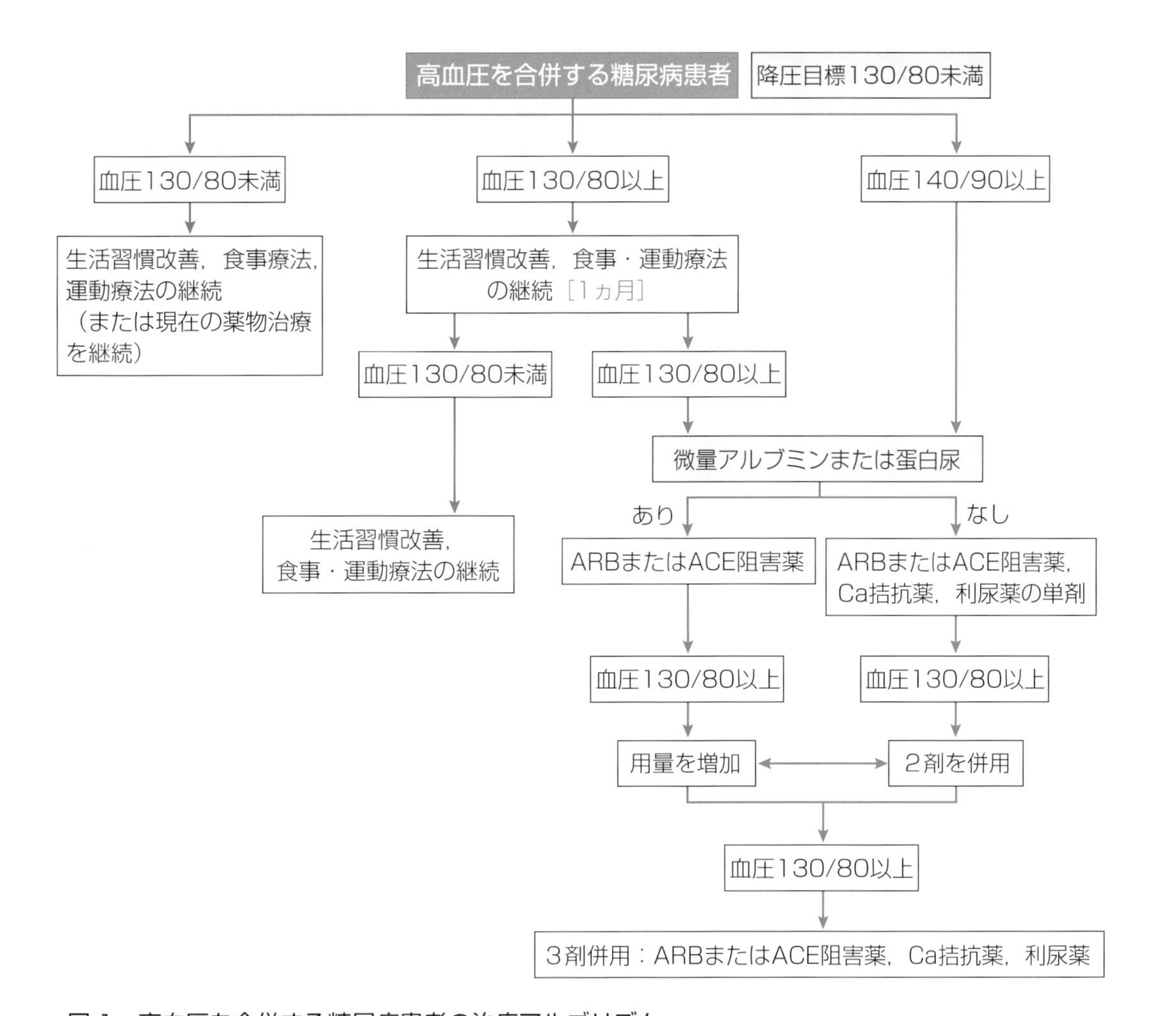

図1　高血圧を合併する糖尿病患者の治療アルゴリズム

そうではないとする研究結果もあり，統一された結論は出ていない．ただし高TG血症や，低HDL-C血症は，網膜症，腎症，神経障害を含めた細小血管症のリスクファクターとなりうる[17,18]．

脂質コントロールの目標値については，日本動脈硬化学会の動脈硬化性疾患予防ガイドライン2017年版において，冠動脈疾患の既往の有無に応じて糖尿病患者の治療目標値を設定している（図2）．これらの患者は，食事・運動療法・禁煙を含めた生活習慣の改善指導を行い，そのうえで薬物療法を考慮する[19]．冠動脈疾患の既往のない一次予防の患者で糖尿病がある場合には，高リスク群とみなし，LDL-Cの治療目標値は120未満となる．一方，冠動脈疾患の既往のある二次予防の患者では，LDL-Cの治療目標値は100未満となる．ただし，家族性高コレステロール血症合併例や，急性冠症候群発症後の患者，糖尿病を有しかつ，非心原性脳梗塞，末梢動脈疾患，慢性腎臓病，メタボリックシンドローム，主要危険因子の重複，喫煙などの高リスク病態を合併するときはLDL-C 70未満を目指してもよい．

治療薬であるが，まずはスタチンの投与が基本となる[20]．CTT Collaboration Studyでのメタ解析では，脂質異常症に対するスタチンの投与によりLDL-Cを39 mg/dL低下させることで，主要心

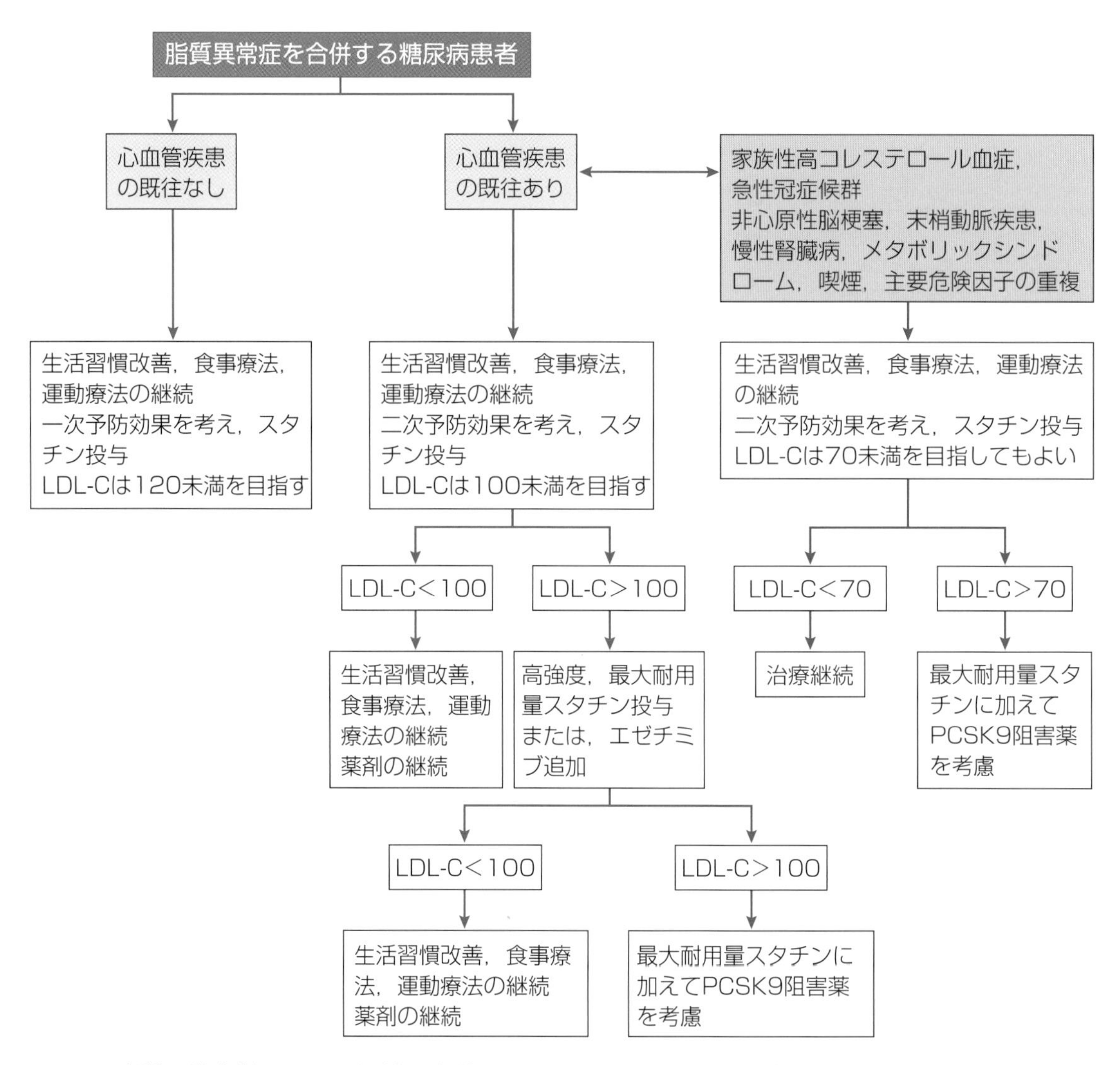

図2　脂質異常症(高LDL-C血症)を合併する糖尿病患者の治療アルゴリズム

血管イベントを21%減少させることが示された[21]．また糖尿病患者では，LDL-Cが高くない患者群でも，スタチンによるLDL-C低下療法により冠動脈疾患リスクを有意に低下できることが示されている[22]．年齢，冠動脈疾患の既往の有無，1型2型の別に関係なく，糖尿病患者の脂質異常症に対するスタチンの投与は心血管疾患抑制と生命予後改善に有効であり，第一選択薬として推奨される．一方，2型糖尿病患者を対象に行われたFIELD試験では，フェノフィブラートの投与により，非致死的心筋梗塞発症が24%有意に抑制された[23]．また，糖尿病網膜症と糖尿病腎症の進展を有意に抑制した．メタ解析によっても，フィブラート系薬剤の投与は，冠動脈イベントを16%有意に抑制した[24]．スタチン系薬剤が投与されている腎機能障害のある患者を対象とした，エゼチミブの上乗せ試験であるSHARP試験では，糖尿病の有無にかかわらず心血管イベントが減少した[25]．IMPROVE-IT試験では，シンバスタチン投与中の糖尿病を含むハイリスク患者に対してエゼチミブの追加投与により，主要心血管イベントが約6.4%減少し，糖尿患者のサブ解析では

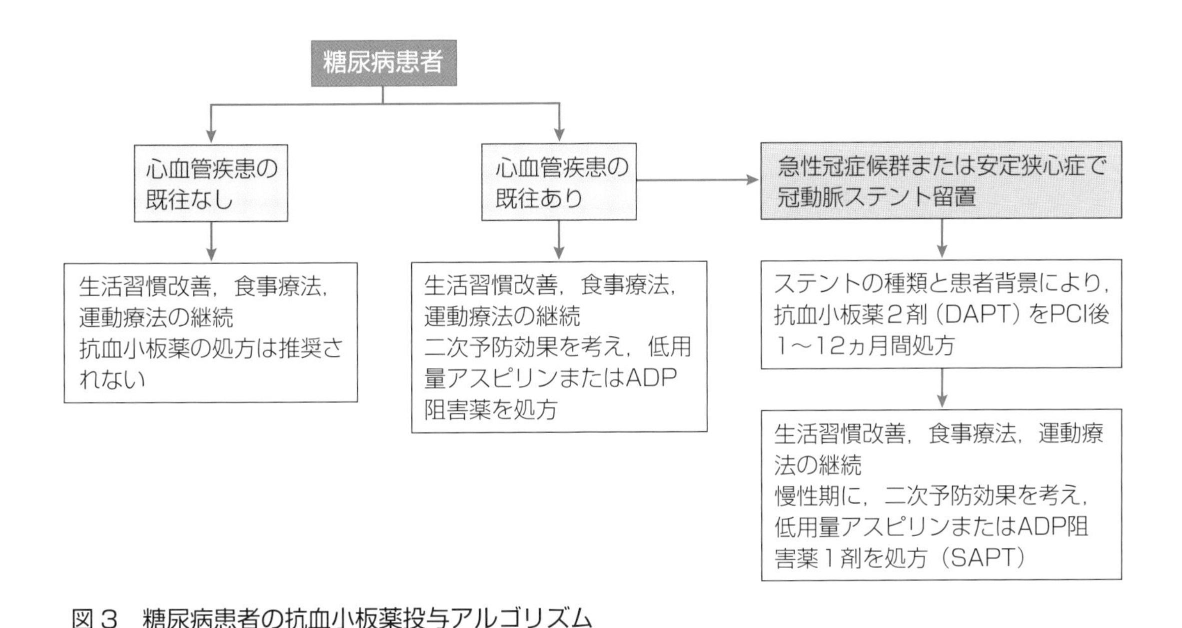

図３　糖尿病患者の抗血小板薬投与アルゴリズム

14.4%の減少となった[26]. LDL-C 70 未満を目指すべき，家族性高コレステロール血症合併糖尿病患者などのハイリスク群では，PCSK9 阻害薬を用いて積極的に LDL-C の低下を図るべきである[27]. この場合，禁忌例を除いて，最大耐用量のスタチンの処方をあらかじめ行っておくことが必要である．また PCSK9 阻害薬は，糖尿病の状態を悪化させないことも最近確認されている[27].

3. 抗血小板薬

心血管疾患のハイリスク患者に低用量アスピリンを投与することにより，心血管イベントは 20～30%減少する[28]. 日本人を対象とした低用量アスピリンの冠動脈疾患の二次予防試験でも冠動脈疾患の発症抑制効果が認められている[29]. 2 型糖尿病患者においては，低用量アスピリンなどの抗血小板療法は，二次予防においての有効性は確立されているものの，一次予防については大規模臨床試験やそれらのメタ解析をみても，心血管イベントの有意な抑制効果は確認されていない[30]. 日本で行われた JPAD(Japanese Primary Prevention of Atherosclerosis with Aspirin for Diabetes) 試験においても，心血管死は低用量アスピリン投与群で，非投与群に比し有意な減少があるものの，心血管イベントの有意な抑制効果は認められなかった[31]. 一方，重大な出血イベントは，低用量アスピリン群で多い傾向にあった．以上より現時点では，心血管疾患の既往のない 2 型糖尿病患者においては，低用量アスピリンを投与することは推奨されない．ただし，2 型糖尿病患者のサブ集団においては，低用量アスピリンの投与が，心血管イベントの一次予防に有用である可能性もある[31～33]（図３）.

クロピドグレルには，低用量アスピリンに比べて 2 型糖尿病患者の心血管イベントの二次予防に有効である可能性が報告されている[34]. しかしながら，それらの維持用量設定に関しては，今後の検討が必要である．シロスタゾールは，末梢動脈疾患を合併する患者の歩行距離を有意に延長させることや，日本人２型糖尿病患者の脳梗塞の二次予防に有効であることが報告されている[35].

文献

1) Kengne AP, Patel A, Barzi F, et al. Asia Pacific Cohort Studies Collaboration, Systolic blood pressure, diabetes and the risk of cardiovascular diseases in the Asia-Pacific region. J Hypertens. 2007; **25**: 1205-1213.
2) Liu Y, Wang M, Morris AD, et al. Glycemic exposure and blood pressure influencing progression and remission of diabetic retinopathy: a longitudinal cohort study in GoDARTS. Diabetes Care. 2013; **36**: 3979-3984.
3) Cushman WC, Evans GW, Byington RP, et al; ACCORD Study Group. Effects of intensive blood-pressure control in type 2 diabetes mellitus. N Engl J Med. 2010; **362**: 1575-1585.
4) 日本高血圧学会（編）．高血圧治療ガイドライン 2019，ライフサイエンス出版，東京，2019
5) Heart Outcomes Prevention Evaluation Study Investigators. Effects of ramipril on cardiovascular and microvascular outcomes in people with diabetes mellitus: results of the HOPE study and MICRO-HOPE substudy. Lancet. 2000; **355** (9200): 253-259.
6) Lindholm LH, Ibsen H, Dahlöf B, et al; LIFE Study Group. Cardiovascular morbidity and mortality in patients with diabetes in the Losartan Intervention For Endpoint reduction in hypertension study (LIFE): a randomised trial against atenolol. Lancet. 2002; **359**(9311): 1004-1010.
7) Brenner BM, Cooper ME, de Zeeuw D, et al; RENAAL Study Investigators. Effects of losartan on renal and cardiovascular outcomes in patients with type 2 diabetes and nephropathy. N Engl J Med. 2001; **345**: 861-869.
8) Jamerson K, Weber MA, Bakris GL, et al; ACCOMPLISH Trial Investigators. Benazepril plus amlodipine or hydrochlorothiazide for hypertension in high-risk patients. N Engl J Med. 2008; **359**: 2417-2428.
9) Ogihara T, Saruta T, Rakugi H, et al; COLM Investigators. Combinations of olmesartan and a calcium channel blocker or a diuretic in elderly hypertensive patients: a randomized, controlled trial. J Hypertens. 2014; **32**: 2054-2063.
10) Takihata M, Nakamura A, Kondo Y, et al. Comparison of Azelnidipine and Trichlormethiazide in Japanese Type 2 Diabetic Patients with Hypertension: The COAT Randomized Controlled Trial. PLoS One. 2015; **10** (5): e0125519.
11) Yusuf S, Teo KK, Pogue J, et al; ONTARGET Investigators. Telmisartan, ramipril, or both in patients at high risk for vascular events. N Engl J Med. 2008; **358**: 1547-1559.
12) Parving HH, Brenner BM, McMurray JJ, et al; ALTITUDE Investigators. Cardiorenal end points in a trial of aliskiren for type 2 diabetes. N Engl J Med. 2012; **367**: 2204-2213.
13) Costa J, Borges M, David C, Vaz Carneiro A. Efficacy of lipid lowering drug treatment for diabetic and non-diabetic patients: meta-analysis of randomized controlled trials. BMJ. 2006; **332** (7550): 1115-1124.
14) Turner RC, Millns H, Neil HA, et al. Risk factors for coronary artery disease in non-insulin dependent diabetes mellitus: United Kingdom Prospective Diabetes Study (UKPDS: 23). BMJ. 1998; **316** (7134): 823-828.
15) Sone H, Tanaka S, Tanaka S, et al; Japan Diabetes Complications Study Group. Serum level of triglycerides is a potent risk factor comparable to LDL cholesterol for coronary heart disease in Japanese patients with type 2 diabetes: subanalysis of the Japan Diabetes Complications Study (JDCS). J Clin Endocrinol Metab. 2011; **96**: 3448-3456.
16) Hayashi T, Kawashima S, Itoh H, et al; Japan CDM Group. Low HDL cholesterol is associated with the risk of stroke in elderly diabetic individuals: changes in the risk for atherosclerotic diseases at various ages. Diabetes Care. 2009; **32**: 1221-1223.
17) Association between plasma triglycerides and high-density lipoprotein cholesterol and microvascular kidney disease and retinopathy in type 2 diabetes mellitus: a global case-control study in 13 countries. Sacks FM, Hermans MP, Fioretto P, et al. Association between plasma triglycerides and high-density lipoprotein cholesterol and microvascular kidney disease and retinopathy in type 2 diabetes mellitus: a global case-control study in 13 countries. Circulation. 2014; **129**: 999-1008.
18) Toth PP, Simko RJ, Palli SR, et al. The impact of serum lipids on risk for microangiopathy in patients with type 2 diabetes mellitus. Cardiovasc Diabetol. 2012; 11: 109. doi: 10.1186/1475-2840-11-109.
19) Heilbronn LK, Noakes M, Clifton PM. Effect of energy restriction, weight loss, and diet composition on plasma lipids and glucose in patients with type 2 diabetes. Diabetes Care. 1999; **22**: 889-895.
20) Colhoun HM, Betteridge DJ, Durrington PN, et al; CARDS investigators. Primary prevention of cardiovascular disease with atorvastatin in type 2 diabetes in the Collaborative Atorvastatin Diabetes Study (CARDS): multicentre randomised placebo-controlled trial. Lancet. 2004; **364** (9435): 685-696.
21) Cholesterol Treatment Trialists' (CTT) Collaborators, Kearney PM, Blackwell L, Collins R, et al. Efficacy of cholesterol-lowering therapy in 18,686 people with diabetes in 14 randomised trials of statins: a meta-

analysis. Lancet. 2008; **371** (9607): 117-125.
22） Collins R, Armitage J, Parish S, et al; Heart Protection Study Collaborative Group. MRC/BHF Heart Protection Study of cholesterol-lowering with simvastatin in 5963 people with diabetes: a randomised placebo-controlled trial. Lancet. 2003; **361** (9374): 2005-2016.
23） Keech A, Simes RJ, Barter P, et al; FIELD study investigators. Effects of long-term fenofibrate therapy on cardiovascular events in 9795 people with type 2 diabetes mellitus (the FIELD study): randomised controlled trial. Lancet. 2005; **366** (9500): 1849-1861.
24） Allemann S, Diem P, Egger M, et al. Fibrates in the prevention of cardiovascular disease in patients with type 2 diabetes mellitus: meta-analysis of randomised controlled trials. Curr Med Res Opin. 2006; **22**: 617-623.
25） Baigent C, Landray MJ, Reith C, et al; SHARP Investigators. The effects of lowering LDL cholesterol with simvastatin plus ezetimibe in patients with chronic kidney disease (Study of Heart and Renal Protection): a randomised placebo-controlled trial. Lancet. 2011; **377** (9784): 2181-2192.
26） Cannon CP, Blazing MA, Giugliano RP, et al; IMPROVE-IT Investigators. Ezetimibe Added to Statin Therapy after Acute Coronary Syndromes. N Engl J Med. 2015; **372**: 2387-2397.
27） Sabatine MS, Leiter LA, Wiviott SD, et al. Cardiovascular safety and efficacy of the PCSK9 inhibitor evolocumab in patients with and without diabetes and the effect of evolocumab on glycaemia and risk of new-onset diabetes: a prespecified analysis of the FOURIER randomised controlled trial. Lancet Diabetes Endocrinol. 2017; **5**: 941-950.
28） Antithrombotic Trialists' Collaboration. Collaborative meta-analysis of randomised trials of antiplatelet therapy for prevention of death, myocardial infarction, and stroke in high risk patients. BMJ. 2002; **324** (7329): 71-86.
29） Yasue H, Ogawa H, Tanaka H, et al. Japanese Antiplatelets Myocardial Infarction Study (JAMIS) Investigators. Effects of aspirin and trapidil on cardiovascular events after acute myocardial infarction. Am J Cardiol. 1999; **83**: 1308-1313.
30） De Berardis G, Sacco M, Strippoli GF, et al. Aspirin for primary prevention of cardiovascular events in people with diabetes: meta-analysis of randomised controlled trials. BMJ. 2009; **339**: b4531.
31） Ogawa H, Nakayama M, Morimoto T, et al; Japanese Primary Prevention of Atherosclerosis With Aspirin for Diabetes (JPAD) Trial Investigators. Low-dose aspirin for primary prevention of atherosclerotic events in patients with type 2 diabetes: a randomized controlled trial. JAMA. 2008; **300**: 2134-2141.
32） Saito Y, Morimoto T, Ogawa H, et al; Japanese Primary Prevention of Atherosclerosis With Aspirin for Diabetes Trial Investigators. Low-dose aspirin therapy in patients with type 2 diabetes and reduced glomerular filtration rate: subanalysis from the JPAD trial. Diabetes Care. 2011; **34**: 280-285.
33） Okada S, Morimoto T, Ogawa H, et al; Japanese Primary Prevention of Atherosclerosis With Aspirin for Diabetes Trial Investigators. Differential effect of low-dose aspirin for primary prevention of atherosclerotic events in diabetes management: a subanalysis of the JPAD trial. Diabetes Care. 2011; **34**: 1277-1283.
34） Bhatt DL, Marso SP, Hirsch AT, et al. Amplified benefit of clopidogrel versus aspirin in patients with diabetes mellitus. Am J Cardiol. 2002; **90**: 625-628.
35） Thompson PD, Zimet R, Forbes WP, Zhang P. Meta-analysis of results from eight randomized, placebo-controlled trials on the effect of cilostazol on patients with intermittent claudication. Am J Cardiol. 2002; **90**: 1314-1319.

2. 薬物療法 — Ⅱ. 糖尿病治療薬

＜概要＞

血糖(HbA1c)の低下により細小血管障害の発症が抑制される一方，血糖(HbA1c)の低下と大血管障害の発症低下との関連については，統一した見解は得られていない[1~5]．コンセンサスとして，糖代謝異常者において大血管障害の発症予防のためには，低血糖を回避し，長期の包括的治療介入が必要である[6~9]．

大血管障害の一次・二次予防を見据えた糖尿病治療薬の選択は，年齢や糖尿病罹患歴，併存疾患・合併症を評価し，糖尿病治療薬の薬理的特性・心血管系に対する影響および臨床試験の結果(表 1)を十分に考慮する．

本項では，介入の有効性に対する評価指標として，心血管死・脳卒中・心筋梗塞からなるハードエンドポイント(3P-MACE あるいは心血管イベントと表記する)の発症予防を中心に述べる．

表 1　Comparion of recent CV outcomes trials with antidiabetic drugs vs. placebo

	α-GI		Thiazolidinedione		DPP-4 inhibitor			
	STOP-NIDDM (Acarbose)	ACE (Acarbose)	PROactive (Pioglitazone)	IRIS (Pioglitazone)	SAVOR-TIMI 53 (Saxagliptin)	EXAMINE (Alogliptin)	TECOS (Sitagliptin)	CARMELINA (Linagliptin)
Patient number	1,429	6,522	5,238	3,876	16,492	5,380	14,671	6,979
Median follow-up duration, yrs	3.3 (mean)	5.0	2.9 (mean)	4.8	2.1	1.5	3.0	2.2
Key eligibility	IGT	IGT and CHD	T2D with previous CV disease	IR and recent stroke/TIA	T2D with high CV risk	T2D with recent ACS	T2D with previous CV disease	T2D with high CV and renal risk
Mean age, yrs	55	64	62	64	65	61 (median)	66	66
Prior CV disease, %	5	100	100	100	79	100	100	57
Prior heart failure, %	—	4	—	—	13	28	18	27
Mean eGFR, mL/min/1.73m²	—	88 (median)	—	—	73 (mL/min)	71 (median)	75	55
Mean baseline HbA1c, %	—	5.9	7.8	5.8	8.0	8.0	7.2	7.9
Insulin use, %	0	0	34	—	41	30	23	58
Metformin use, %	0	0	62	—	70	66	82	55
Statin use, %	—	93	45	82	78	90	80	72
RAAS inhibitor use, %	—	59	—	55	54 (ACEi) 28 (ARB)	82	79	81
Outcomes (HR [95%CI])								
MACE**	0.51 [0.28-0.95]	0.95 [0.81-1.19]	0.84 [0.72-0.98]	0.76 [0.62-0.93]	1.00 [0.89-1.12]	0.96 [1.16]††	0.99 [0.89-1.11]	1.02 [0.89-1.17]
CV death	0.55 [0.05-6.11]	0.89 [0.71-1.11]	—	—	1.03 [0.87-1.22]	0.85 [0.66-1.10]	1.03 [0.89-1.19]	0.96 [0.81-1.14]
Myocardial infarction	0.09 [0.01-0.72]	1.12 [0.87-1.46]	0.83 [0.65-1.06]	0.75 [0.52-1.07]‡‡	0.95 [0.80-1.12]	1.08 [0.88-1.33]	0.95 [0.81-1.11]	1.12 [0.90-1.40]
Stroke	0.56 [0.10-3.07]	0.97 [0.70-1.33]	0.81 [0.61-1.07]	0.82 [0.61-1.10]	1.11 [0.88-1.39]	0.91 [0.55-1.50]	0.97 [0.79-1.19]	0.91 [0.67-1.23]
All-cause death	—	0.98 [0.81-1.19]	0.96 [0.78-1.18]	0.93 [0.73-1.17]	1.11 [0.96-1.27]	0.88 [0.71-1.09]	1.01 [0.90-1.14]	0.98 [0.84-1.13]
Hospitalization for heart failure	—	0.89 [0.63-1.24]	1.41 [1.10-1.80]§§	—‖‖	1.27 [1.07-1.51]	1.07 [0.79-1.46]	1.00 [0.83-1.20]	0.90 [0.74-1.08]
Composite renal endpoints	—	0.81 [0.54-1.23]	—	—	1.08 [0.88-1.32]	—	—	0.98 [0.82-1.18]

*2019年6月現在、本邦未承認．† Pooled data from CANVAS and CANVAS-R. ‡ eGFR 30 to 90 mL/min/1.73m2 and UACR 300 to 5000 mg/g. § Ischemic etiology for heart failure. ‖Statin or ezetimibe. ¶ Including sacubitril/valsartan. **Compoiste (coronary heart disease, CV death, heart failure, cerebrovascular event, and peripheral vascular disease) in STOP-NIDDM, stroke or myocardial infaction in IRIS, 4-point MACE in ELIXA, and 3-point MACE in other trials. †† Upper boundary of the one-sided repeated CI. ‡‡ Effect on ACS including myocardial infarction and unstable angina. §§ Serious heart failure including hospitalization for heart failure. ‖‖Serious heart failure including hospitalization for heart failure: 2.6% (pioglitazone) vs. 2.2% (placebo), p=0.35. ¶¶ Composite of CV death or hospitalization for heart failure. ***Hospital admission for heart failure or urgent visit.

ACEi angiotensin converting enzyme inhibitor, ACS acute coronary syndrome, ARB angiotensin II receptor blocker, CI confidence interval, CHD coronary heart disease, CV cardiovascular, DPP-4 dipeptidyl peptidase-4, eGFR estimated glomerular filtration rate, GI glucosidse inhibitor, GLP-1RA glucagon-like peptide-1 receptor agonist, IR insulin resistance, HFrEF heart failure with reduced ejection fraction. HR hazard ratio, MACE major adverse cardiovascular events, NT-proBNP N, RAAS renin angiotensin aldosterone system, SGLT2 sodium-glucose cotransporter 2, TIA transient ischemic attack, T2D type 2 diabetes, UACR urine albumin-to-creatinine ratio.

表 1　つづき

	GLP-1RA						
	Once-daily			Once-weekly			
	ELIXA (Lixisenatide)	LEADER (Liraglutide)	PIONEER 6 (Oral Semaglutide*)	SUSTAIN-6 (Semaglutide*)	EXSCEL (Exenatide)	HARMONY (Albiglutide*)	REWIND (Dulaglutide)
Patient number	6,068	9,340	3,183	3,297	14,752	9,463	9,901
Median follow-up duration, yrs	2.1	3.8	1.3	2.1	3.2	1.6	5.4
Key eligibility	T2D with recent ACS	T2D with high CV risk	T2D with high CV risk	T2D with high CV risk	T2D with high CV risk	T2D with previous CV disease	T2D with high CV risk
Mean age, yrs	60	64	66	65	62 (median)	64	66
Prior CV disease, %	100	81	85	83	73	100	31
Prior heart failure, %	22	14	12	24	16	20	9
Mean eGFR, mL/min/1.73m^2	76	80	74	71	76 (median)	79	75 (median)
Mean baseline HbA1c, %	7.7	8.7	8.2	8.7	8.0	8.7	7.3
Insulin use, %	39	45	61	58	46	59	24
Metformin use, %	66	76	77	73	77	74	81
Statin use, %	93	72	—	73	74	84	66
RAAS inhibitor use, %	85	83	—	84	80	49 (ACEi), 33 (ARB)	81
Outcomes (HR [95%CI])							
MACE**	1.02 [0.89-1.17]	0.87 [0.78-0.97]	0.79 [0.57-1.11]	0.74 [0.58-0.95]	0.91 [0.83-1.00]	0.78 [0.68-0.90]	0.88 [0.79-0.99]
CV death	0.98 [0.78-1.22]	0.78 [0.66-0.93]	0.49 [0.27-0.92]	0.98 [0.65-1.48]	0.88 [0.76-1.02]	0.93 [0.73-1.19]	0.91 [0.78-1.06]
Myocardial infarction	1.03 [0.87-1.22]	0.86 [0.73-1.00]	1.18 [0.73-1.90]	0.74 [0.51-1.08]	0.97 [0.85-1.10]	0.75 [0.61-0.90]	0.96 [0.79-1.15]
Stroke	1.12 [0.79-1.58]	0.86 [0.71-1.06]	0.74 [0.35-1.57]	0.61 [0.38-0.99]	0.85 [0.70-1.03]	0.86 [0.66-1.14]	0.76 [0.62-0.94]
All-cause death	0.94 [0.78-1.13]	0.85 [0.74-0.97]	0.51 [0.31-0.84]	1.05 [0.74-1.50]	0.86 [0.77-0.97]	0.95 [0.79-1.16]	0.90 [0.80-1.01]
Hospitalization for heart failure	0.96 [0.75-1.23]	0.87 [0.73-1.05]	0.86 [0.48-1.55]	1.11 [0.77-1.61]	0.94 [0.78-1.13]	0.85 [0.70-1.04][¶¶]	0.93 [0.77-1.12]***
Composite renal endpoints	—	0.78 [0.67-0.92]	—	0.64 [0.46-0.88]	—	—	0.85 [0.77-0.93]

表 1　つづき

	SGLT2 inhibitor				
	EMPA-REG OUTCOME (Empagliflozin)	CANVAS Program[†] (Canagliflozin)	DECLARE-TIMI 58 (Dapagliflozin)	CREDENCE (Canagliflozin)	DAPA-HF (Dapagliflozin)
Patient number	7,020	10,142	17,160	4,401	4,774
Median follow-up duration, yrs	3.1	2.4	4.2	2.6	1.5
Key eligibility	T2D with previous CV disease	T2D with high CV risk	T2D with high CV risk	T2D with CKD[‡]	HFrEF with elevated NT-proBNP
Mean age, yrs	63	63	64	63	66
Prior CV disease, %	99	66	41	50	56[§]
Prior heart failure, %	10	14	10	15	100
Mean eGFR, mL/min/1.73m^2	74	77	85	56	66
Mean baseline HbA1c, %	8.1	8.2	8.3	8.3	—
Insulin use, %	48	50	41	66	—
Metformin use, %	74	77	82	58	—
Statin use, %	77	75	75[‖]	69	—
RAAS inhibitor use, %	81	80	81	>99	94[¶]
Outcomes (HR [95%CI])					
MACE**	0.86 [0.74-0.99]	0.86 [0.75-0.97]	0.93 [0.84-1.03]	0.80 [0.67-0.95]	—
CV death	0.62 [0.49-0.77]	0.87 [0.72-1.06]	0.98 [0.82-1.17]	0.78 [0.61-1.00]	0.82 [0.69-0.98]
Myocardial infarction	0.87 [0.70-1.09]	0.85 [0.69-1.05]	0.89 [0.77-1.01]	—	—
Stroke	1.18 [0.89-1.56]	0.90 [0.71-1.15]	1.01 [0.84-1.21]	—	—
All-cause death	0.68 [0.57-0.82]	0.87 [0.74-1.01]	0.93 [0.82-1.04]	0.83 [0.68-1.02]	0.83 [0.71-0.97]
Hospitalization for heart failure	0.65 [0.50-0.85]	0.67 [0.52-0.87]	0.73 [0.61-0.88]	0.61 [0.47-0.80]	0.70 [0.59-0.83]
Composite renal endpoints	0.61 [0.53-0.70]	0.60 [0.47-0.77]	0.53 [0.43-0.66]	0.66 [0.53-0.81]	0.71 [0.44-1.16]

1．ビグアナイド薬

糖尿病治療においてビグアナイド薬(メトホルミン)は，医療経済的な点も考慮され欧米では第一選択薬として認識されており，肥満例において，大血管障害の発症抑制効果が期待される．しかし，これらの結果は糖尿病の病態やメトホルミンの投与量などが本邦とは異なる欧米で実施された試験である点に留意する必要がある．

近年の糖尿病治療薬を用いた心血管アウトカム試験では，心血管イベントの高リスク群におけるメトホルミンへの上乗せ治療効果が検証されており，新規糖尿病治療薬と比べたメトホルミン単独での大血管障害抑制効果は不明である．過去の臨床試験のなかからメトホルミンとプラセボ（または非薬物療法）のそれぞれのサブ集団を抽出し実施されたメタ解析では，脳卒中を除いたアウトカム（総死亡，心血管死，心筋梗塞，末梢動脈疾患）の発症を抑制する傾向にはあったものの，プラセボと比べて有意な抑制効果は認められなかった[10]．

2. チアゾリジン薬

ピオグリタゾンは心血管高リスクのインスリン抵抗性が強い糖代謝異常者における大血管障害の予防に一定のエビデンスを有する．さらに，動脈硬化のサロゲート指標である冠動脈プラークや頸動脈内膜中膜複合体厚（IMT）などに対して SU 薬と比べて有意な退縮/進展抑制効果が示されており[11,12]，抗動脈硬化作用を有する糖尿病治療薬と考えられるが，心不全の増悪には注意が必要である．

3. α-グルコシダーゼ阻害薬

α-グルコシダーゼ阻害薬による食後高血糖の是正は，耐糖能異常（主に心血管疾患一次予防群）において，心筋梗塞などの大血管障害の予防に有用である．一方，2 型糖尿病に対する大血管障害抑制・生命予後改善[13,14]や，心血管疾患の二次予防群における有用性，クラスエフェクトの有無などに関するエビデンスは確立していない．

4. DPP-4 阻害薬

現時点では心血管疾患の高リスク 2 型糖尿病における DPP-4 阻害薬の大血管障害抑制効果は証明されていないが，安全性は示されていることから，一次予防群に対する早期からの本剤での治療介入により，長期的な大血管障害の発症予防に有効である可能性がある．

5. GLP-1 受容体作動薬

GLP-1 受容体作動薬の心血管アウトカム試験は，薬剤特性の違い（短時間作用型 vs. 長時間作用型，1 日 1 回 vs. 週 1 回など）も含め，試験デザインに差異があり，個別のアウトカムに対しても一貫した結果が示されていない（**表 1**）．

2019 年 6 月時点でのメタ解析の結果も踏まえると[15,16]，GLP-1 受容体作動薬は，心血管疾患の高リスク（特に心血管疾患の既往を有する）の 2 型糖尿病における 3P-MACE および個別の心血管アウトカム（心血管死，心筋梗塞，脳卒中）の発症抑制に有用な可能性がある．

6．SGLT2 阻害薬

SGLT2 阻害薬は心血管疾患の高リスク（特に心血管疾患の既往を有する）2 型糖尿病において，3P-MACE の発症予防に有用な可能性が示唆される．

7．まとめ

糖尿病治療薬の選択にあたっては，これまでに蓄積された臨床試験の結果も参考に，それぞれの薬物の作用特性が個々の患者の病態に適しているかどうかを判断し，さらに合併症予防のエビデンスや低血糖のリスクなども十分に考慮する必要がある．

近年の心血管アウトカム試験の結果を受け，動脈硬化性心血管疾患のハイリスク糖尿病患者において，GLP-1 受容体作動薬および SGLT2 阻害薬が米国ではメトホルミンに次ぐ 2nd-line として[17]，また欧州ではメトホルミンに次ぐ 2nd-line および糖尿病治療薬 naïve 例での 1st-line としてそれぞれ推奨されている[18]．しかし，欧米人との人種・病態の違いや，日本人に対する心血管イベントなどへの影響に関するエビデンスの不足などにより，本邦においても両薬剤を同様に推奨するべきかどうかの結論は得られていない．今後，どのような症例に対して，どのようなタイミングでそれぞれの糖尿病治療薬を選択するのが，日本人の心血管イベントの発症予防に有用であるか更なるエビデンスの蓄積および検討が必要である．

文献

1）Sardar P, Udell JA, Chatterjee S, et al. Effect of Intensive Versus Standard Blood Glucose Control in Patients With Type 2 Diabetes Mellitus in Different Regions of the World: Systematic Review and Meta-analysis of Randomized Controlled Trials. J Am Heart Assoc. 2015; **4** (5): pii: e001577.

2）Hemmingsen B, Lund SS, Gluud C, et al. Intensive glycaemic control for patients with type 2 diabetes: systematic review with meta-analysis and trial sequential analysis of randomised clinical trials. BMJ (Clinical research ed). 2011; **343**: d6898.

3）Boussageon R, Bejan-Angoulvant T, Saadatian-Elahi M, et al. Effect of intensive glucose lowering treatment on all cause mortality, cardiovascular death, and microvascular events in type 2 diabetes: meta-analysis of randomised controlled trials. BMJ (Clinical research ed). 2011; **343**: d4169.

4）Turnbull FM, Abraira C, Anderson RJ, et al. Intensive glucose control and macrovascular outcomes in type 2 diabetes. Diabetologia. 2009; **52**: 2288-2298.

5）Ray KK, Seshasai SR, Wijesuriya S, et al. Effect of intensive control of glucose on cardiovascular outcomes and death in patients with diabetes mellitus: a meta-analysis of randomised controlled trials. Lancet. 2009; **373**: 1765-1772.

6）Hayward RA, Reaven PD, Wiitala WL, et al. Follow-up of glycemic control and cardiovascular outcomes in type 2 diabetes. N Engl J Med. 2015; **372**: 2197-2206.

7）Zoungas S, Chalmers J, Neal B, et al. Follow-up of blood-pressure lowering and glucose control in type 2 diabetes. N Engl J Med. 2014; **371**: 1392-1406.

8）Holman RR, Paul SK, Bethel MA, et al. 10-year follow-up of intensive glucose control in type 2 diabetes. N Engl J Med. 2008; **359**: 1577-1589.

9）Gerstein HC, Miller ME, Ismail-Beigi F, et al. Effects of intensive glycaemic control on ischaemic heart disease: analysis of data from the randomised, controlled ACCORD trial. Lancet. 2014; **384**: 1936-1941.

10）Griffin SJ, Leaver JK, Irving GJ. Impact of metformin on cardiovascular disease: a meta-analysis of randomised trials among people with type 2 diabetes. Diabetologia. 2017; **60**: 1620-1629.

11) Mazzone T, Meyer PM, Feinstein SB, et al. Effect of pioglitazone compared with glimepiride on carotid intima-media thickness in type 2 diabetes: a randomized trial. JAMA. 2006; **296**: 2572-2581.
12) Nissen SE, Nicholls SJ, Wolski K, et al. Comparison of pioglitazone vs glimepiride on progression of coronary atherosclerosis in patients with type 2 diabetes: the PERISCOPE randomized controlled trial. JAMA. 2008; **299**: 1561-1573.
13) van de Laar FA, Lucassen PL, Akkermans RP, et al. Alpha-glucosidase inhibitors for patients with type 2 diabetes: results from a Cochrane systematic review and meta-analysis. Diabetes Care. 2005; **28**: 154-163.
14) Hanefeld M, Cagatay M, Petrowitsch T, et al. Acarbose reduces the risk for myocardial infarction in type 2 diabetic patients: meta-analysis of seven long-term studies. Eur Heart J. 2004; **25**: 10-16.
15) Bethel MA, Patel RA, Merrill P, et al. Cardiovascular outcomes with glucagon-like peptide-1 receptor agonists in patients with type 2 diabetes: a meta-analysis. Lancet Diabetes Endocrinol. 2018; **6**: 105-113.
16) Zelniker TA, Wiviott SD, Raz I, et al. Comparison of the Effects of Glucagon-Like Peptide Receptor Agonists and Sodium-Glucose Cotransporter 2 Inhibitors for Prevention of Major Adverse Cardiovascular and Renal Outcomes in Type 2 Diabetes Mellitus. Circulation. 2019; **139**: 2022-2031.
17) Davies MJ, D'Alessio DA, Fradkin J, et al. Management of Hyperglycemia in Type 2 Diabetes, 2018. A Consensus Report by the American Diabetes Association (ADA) and the European Association for the Study of Diabetes (EASD). Diabetes Care. 2018; **41**: 2669-2701.
18) Cosentino F, Grant PJ, Aboyans V, et al. 2019 ESC Guidelines on diabetes, pre-diabetes, and cardiovascular diseases developed in collaboration with the EASD. Eur Heart J. 2019 Aug 31. pii: ehz486. doi: 10.1093/eurheartj/ehz486. [Epub ahead of print]

3．糖尿病患者における冠血行再建術

冠動脈疾患を合併する患者の約2/3において，糖代謝異常を合併している．本邦におけるCREDO-Kyoto研究[1]においては，冠動脈インターベンション（percutaneous coronary intervention：PCI）施行患者のうち40％以上が糖尿病を合併していた．また，糖尿病患者は冠動脈疾患による死亡率が高い．

フィンランドで行われたFinnish研究[2]においては，7年間の追跡調査で冠動脈疾患の死亡率は心筋梗塞既往のない非糖尿病群においては約3.5％であったのに対し，その糖尿病患者では18.8％であった．また心筋梗塞の既往がある非糖尿病患者では冠動脈疾患死亡率が約20.2％であったのに対し，その既往がある糖尿病患者では45.0％であった．つまり心筋梗塞の既往がある糖尿病患者は7年の間に，約半数の患者が冠動脈死するという衝撃の結果であった．その後18年のフォローアップ結果[3]でもその傾向は同様であった．本邦では，PCI後の予後観察研究は多くはないが，平均12.0年のPCI後臨床転機を追った研究[4]において，心血管死は非糖尿病患者4.2％に対して糖尿病患者9.4％であり，他の危険因子を含め補正した解析でもその差は$p=0.016$と有意であった．冠動脈バイパス手術（coronary artery bypass graft：CABG）後における検討[5]では，糖尿病患者を非糖尿病患者と比較した際の手術死・30日死亡のオッズ比は1.19（95％CI 1.03～1.3）であった．

上記のように，冠血行再建術を行った糖尿病患者の予後が悪いことを説明する要因としては，糖尿病患者は高血圧症，脂質異常症，慢性腎臓病など他のリスク因子や，冠動脈以外の血管病を合併していることが多いことなどがあげられる．また糖尿病を合併する患者における冠動脈病変の特徴として，びまん性病変，石灰化病変があることが多く，病変枝として左主幹部・多枝病変を持つ患者も多いため，治療の際に難渋することも予後悪化の因子となると思われる．

1．安定狭心症における冠血行再建術 ―PCI vs. CABG―

先に述べたように，糖尿病患者では患者背景が多様で，かつ複雑病変が多いため，どのような血行再建を行うかに注意する必要がある．また，慢性腎臓病（chronic kidney disease：CKD）患者や生活習慣病，低心機能患者も多く特別な配慮が必要である．

1枝病変，または左前下行枝近位部病変を含まない2枝病変はPCIをまず検討してもよいが，3枝病変，左主幹部病変，左前下行枝近位部を含む多枝病変は，CABGの有用性が示されている．

BMS（bare metal stent）時代の検討ではあるが，BARI研究[6]の10年フォローアップ研究において，多枝病変に対する冠動脈血行再建をPCIとCABG術後の10年間での生存率を比較した場合，非糖尿病群においては両群間とも8割弱であり差がなかった．しかしながら糖尿病群では，PCIを行った患者では約46％，CABGを行った患者では約58％であり，糖尿病を合併するとPCIを行ったほうの予後が悪いことが明らかにされた．またBARI研究では，インスリンを使用する患者においてこの傾向が顕著であるというサブ解析結果[7]が示されている．

1,900名の多枝病変を持つ糖尿病患者に対して，冠血行再建術として薬剤溶出性ステント（drug eluting stent：DES）によるPCIと，CABGを比較検討したFreedom研究[8]では，総死亡・心筋梗塞，脳卒中の複合エンドポイント5年間の発生率(平均3.8年のフォローアップ期間)が，PCI群26.6%，CABG群18.7%と，有意にCABGがよいという成績であった．さらに2018年の米国心臓病学会(AHA)年次集会で，Freedom研究を長期(8年間)にフォローアップした検討結果が発表された[9]．この結果でもその傾向は変わらず，特に年齢で63.3歳をカットオフとして，若年・高齢を層別解析した際に有意差があり，63.3歳以下で特にCABGの有用性が示される結果となった．

3枝病変，または左主幹部病変を有する患者を対象として，第一世代パクリタキセル溶出DESによるPCIとCABGを比較したSYNTAX trial[10]が行われた．DES治療を行った群では，CABG治療群に比べ治療後1年間のフォローアップにおいて，総死亡単独では総死亡，脳血管疾患，心筋梗塞の発症という複合心血管イベント(MACCE)，また再血行再建術という面では，CABG群で有意差をもって良好とされた．その後，SYNTAX研究の糖尿病患者を解析したサブ解析[11]では，血行再建後1年間の死亡率について，SYNTAX scoreが32以下の低・中スコア群ではPCI群とCABG群間に差はなかったものの，複雑病変を有するSYNTAX score 33以上の高スコア群では，CABG群と比較してPCI群が有意に高いという結果であった．

2018年の欧州心臓病学会ならびに欧州心臓・胸部外科学会(ESC/EACTS)の虚血心筋の血行再建に関するガイドライン[12]では，これらの検討，また多枝病変に対するエベロリムス溶出性ステントとCABGの比較データが元となって，糖尿病がある多枝病変患者では，

①SYNTAX score 0〜22患者：CABG class Ⅰ(エビデンスレベルA)，PCI class Ⅱb(エビデンスレベルA)

②SYNTAX score 22を超える患者：CABG class Ⅰ(エビデンスレベルA)，PCI class Ⅲ(エビデンスレベルA)

となっており，同学会の2014年のガイドラインではSYNTAX score 0〜22患者において，PCI class Ⅱaだったことと比較して，PCIがダウングレードとなっていることに注目すべきであろう．

古くから，PCIは病変部の局所治療であり，PCI治療を行った以外の病変進行に関しては，無力であると考えられてきたのに対し，CABGでは通常冠動脈の遠位部にバイパスをつなぐ．そのため，バイパスが長期的に開存していれば，冠動脈の近位部が手術後に狭窄の進行・閉塞した場合でも，その冠動脈の支配領域には心筋虚血が進行しにくいためと考えられてきた．一方，CABGでは，周術期の合併症が予後悪化に寄与するとされ，これに対しては特に注意することが必要と考えられてきた．しかしながら，①ステントを含むPCIのinnovationまた，CABGのinnovation，②至適薬物療法が広く行われるようになったこと，③スタチン・エゼチミブ・PCSK9阻害薬などによる積極的脂質低下療法が可能となったこと，④ピオグリタゾン，SGLT2阻害薬やGLP-1受容体作動薬といった糖尿病治療薬には，心血管イベント抑制効果が認められるようになったことなどを汲みつつ，再度どのような患者や病変に対して，どのような血行再建を行うべきかについて検討すべき時代となった．特に心臓外科・循環器内科を中心としたハートチームにおいて，十分な協議を行う必要がある(図1)．

2. 糖尿病患者に対するPCIについての注意点

糖尿病患者では，非糖尿病患者と比較して，不安定プラークを有している可能性が高い[13]．また，インスリン抵抗性との関連も明らかである[14]．このことは，急性冠症候群を生じやすいということだけでなく，待機的症例において周術期心筋障害などの有害事象が生じやすいことを示す

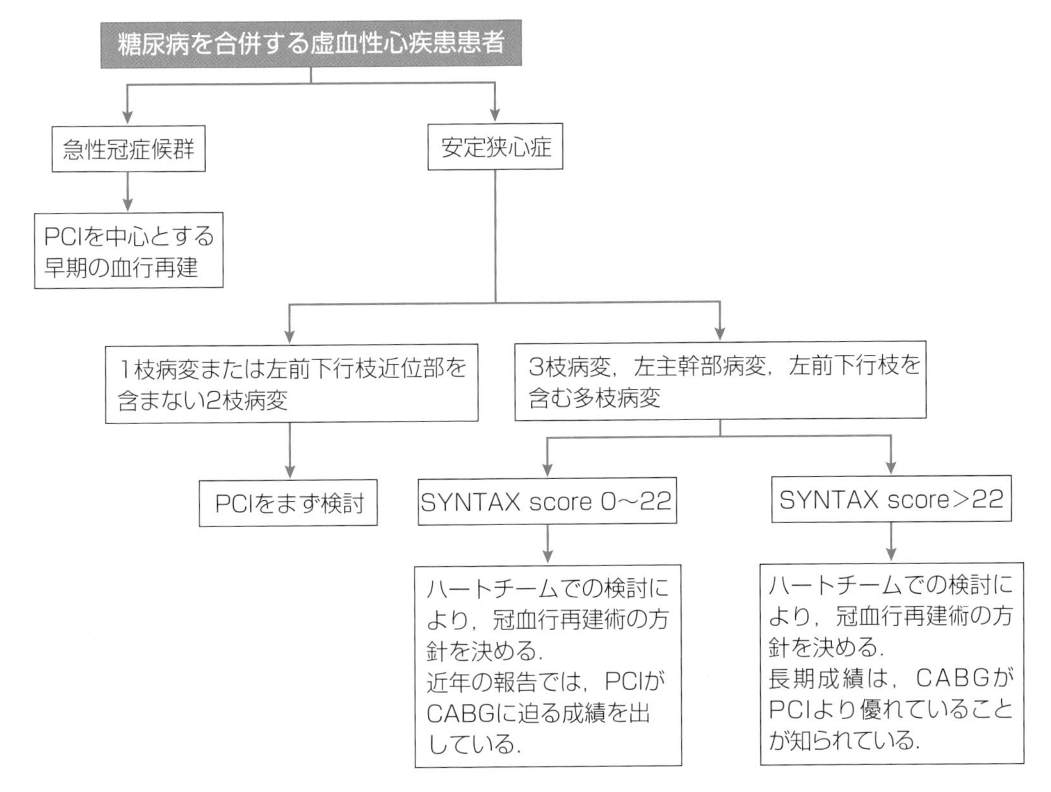

図１　糖尿病患者における冠血行再建フローチャート

ものである[15]．

糖尿病患者では，CKDを合併する患者も多く，造影剤腎症の予防も重要である．また，ビグアナイド系抗糖尿病薬使用中の患者に対して，造影剤を使用する際には中止する配慮が必要である．

3．入院時高血糖がある急性冠症候群患者に対してのPCIを行う際の注意点

たとえ多枝病変でも，急性冠症候群に対してその標的血管へのPCIによる早期の血行再建は重要である．このときに注意しなければならないことは，入院時高血糖が予後にかかわるということである[16]．注目すべき点として，これは糖尿病患者だけではなく，非糖尿病患者でも生じる．高血糖がプレコンディショニング効果を薄れさせることなどがその機序として関与しているとされ[17]，虚血コンディショニングにかかわっているとされるK-ATP開口効果のあるニコランジルを投与することによって予後改善効果があるとされる[18]．

文献

1）Kimura T, Morimoto T, Furukawa Y, et al. Long-term outcomes of coronary-artery bypass graft surgery versus percutaneous coronary intervention for multivessel coronary artery disease in the bare-metal stent era. Circulation. 2008; **118** (14 Suppl): S199-S209.

2）Haffner SM, Lehto S, Rönnemaa T, et al. Mortality from coronary heart disease in subjects with type 2 dia-

betes and in nondiabetic subjects with and without prior myocardial infarction. N Engl J Med. 1998; **339**: 229-234.
3) Juutilainen A, Lehto S, Rönnemaa T, et al. Type 2 diabetes as a "coronary heart disease equivalent": an 18-year prospective population-based study in Finnish subjects. Diabetes Care. 2005; **28**: 2901-2907.
4) Kasai T, Miyauchi K, Kajimoto K, et al. Influence of diabetes on >10-year outcomes after percutaneous coronary intervention. Heart Vessels 2008; **23**: 149-154.
5) Motomura N, Miyata H, Tsukihara H, et al; Japan Cardiovascular Surgery Database Organization. First report on 30-day and operative mortality in risk model of isolated coronary artery bypass grafting in Japan. Ann Thorac Surg. 2008; **86**: 1866-1872
6) BARI Investigators. The final 10-year follow-up results from the BARI randomized trial. J Am Coll Cardiol. 2007; **49**: 1600-1606.
7) BARI Investigators. Seven-year outcome in the Bypass Angioplasty Revascularization Investigation (BARI) by treatment and diabetic status. J Am Coll Cardiol. 2000; **35**: 1122-1129.
8) Farkouh ME, Domanski M, Sleeper LA, et al; FREEDOM Trial Investigators. Strategies for multivessel revascularization in patients with diabetes. N Engl J Med. 2012; **367**: 2375-2384.
9) Farkouh ME, Domanski M, Dangas GD, et al; FREEDOM Follow-On study investigators. Long-term Survival following Multivessel Revascularization in Patients with Diabetes (FREEDOM Follow-On Study). J Am Coll Cardiol. 2018 Nov 1. pii: S0735-1097(18)38994-0. doi: 10.1016/j.jacc.2018.11.001.
10) Serruys PW, Morice MC, Kappetein AP, et al; SYNTAX Investigators. Percutaneous coronary intervention versus coronary-artery bypass grafting for severe coronary artery disease. N Engl J Med. 2009; **360**: 961-972.
11) Banning AP, Westaby S, Morice MC, et al. Diabetic and nondiabetic patients with left main and/or 3-vessel coronary artery disease: comparison of outcomes with cardiac surgery and paclitaxel-eluting stents. J Am Coll Cardiol. 2010; **55**: 1067-1075.
12) Neumann FJ, Sousa-Uva M, Ahlsson A, et al; ESC Scientific Document Group. 2018 ESC/EACTS Guidelines on myocardial revascularization. Eur Heart J. 2019; **40**: 87-165.
13) Nasu K, Tsuchikane E, Katoh O, et al. Plaque characterisation by Virtual Histology intravascular ultrasound analysis in patients with type 2 diabetes. Heart. 2008; **94**: 429-433.
14) Amano T, Matsubara T, Uetani T, et al. Abnormal glucose regulation is associated with lipid-rich coronary plaque: relationship to insulin resistance. JACC Cardiovasc Imaging. 2008; **1**: 39-45.
15) Uetani T, Amano T, Harada K, et al. Impact of insulin resistance on post-procedural myocardial injury and clinical outcomes in patients who underwent elective coronary interventions with drug-eluting stents. JACC Cardiovasc Interv. 2012; **5**: 1159-1167.
16) Capes SE, Hunt D, Malmberg K, Gerstein HC. Stress hyperglycaemia and increased risk of death after myocardial infarction in patients with and without diabetes: a systematic overview. Lancet. 2000; **355**: 773-778.
17) Ishihara M, Inoue I, Kawagoe T, et al. Effect of acute hyperglycemia on the ischemic preconditioning effect of prodromal angina pectoris in patients with a first anterior wall acute myocardial infarction. Am J Cardiol. 2003; **92**: 288-291.
18) Ishii H, Ichimiya S, Kanashiro M, et al. Effects of intravenous nicorandil before reperfusion for acute myocardial infarction in patients with stress hyperglycemia. Diabetes Care. 2006; **29**: 202-206.

2　糖代謝異常者における心不全の予防・治療

1. Lifestyle 介入

肥満や糖尿病は心不全の発症と深く関連しており，心不全は糖代謝異常者における生命予後を規定する重要な因子のひとつである[1〜3]．一般に心不全の発症リスクは，BMI と正の相関があり[4]，その傾向は HFrEF より HFpEF の発症において強く[5]，さらには女性においてよりその影響が顕著である[6]．また，心不全の発症は身体活動強度と負の相関があることも知られており[7,8]，糖代謝異常の有無にかかわらず減量や運動療法，禁煙などの一般的な生活習慣の改善が心不全の発症予防につながると期待される．なお，一般的な心不全予防に関しては，『急性・慢性心不全診療ガイドライン 2017 年改訂版』[9]を参考にするとよい．

肥満の 2 型糖尿病患者において，カロリー摂取制限および身体活動量の増強による減量を目的とした強化 Lifestyle 介入が心血管イベントおよび死亡率に及ぼす影響を検証した Look AHEAD 試験では，複合一次エンドポイント(心血管死＋非致死性心筋梗塞＋非致死性脳卒中＋狭心症による入院)をはじめとしたいずれの心血管イベントの発症および死亡率も改善することはできなかったものの，通常介入群と比べた強化 Lifestyle 介入群の心不全発症に対するハザード比は 0.80(95%CI 0.62〜1.04，p＝0.10)と，すべてのアウトカムのなかで最も改善傾向を示す結果であった[10]．さらに，同試験におけるベースラインから 1 年後までの体重変化やフィットネス量の変化などにより層別化したサブ解析では，体重が 10%以上減少した患者では，体重が増加もしくは安定していた患者と比べて，複合一次エンドポイントの発生率が 21%低く，一次エンドポイントに冠動脈バイパス術，頸動脈内膜切除，PCI，うっ血性心不全による入院，末梢血管疾患および全死亡を加えた複合二次エンドポイントの発生率も 24%低下した．また，フィットネス量の増加は，一次エンドポイントおよび二次エンドポイントの発生率低下と有意に関連し，特にフィットネス量が 2METS 以上増加した症例では，フィットネス量が低下もしくは不変の症例と比べて，二次エンドポイントの発生率が 23%低下した[11]．

Steno-2 試験は，微量アルブミンを有する 2 型糖尿病患者において，生活習慣の改善および血圧や脂質，血糖(HbA1c)などに対する段階的な薬物強化療法を実施した集中的多因子介入療法の心血管イベントおよび細小血管障害イベントに対する有効性を長期にわたり検証した試験であり，糖尿病患者に対する包括的な介入の重要性を示す代表的な試験である[12〜14]．そのなかで，糖尿病患者における集中的多因子介入の心不全に対する効果の検証は従来明らかにされていなかったが，同試験の開始当初から 7.8 年にわたって実施された集中的多因子介入により，当初通常介入が実施された対照群と比較して，平均 21.2 年の観察期間における心不全入院の発生率が 70%低下したことが 2018 年に報告された[15]．特に，介入開始から 2 年間における NT-proBNP 値の増大が大きいほど，その後の長期にわたる心不全発症リスクも増大することも示されており，心不全予測の面からもバイオマーカー測定の意義が強調される．一方で，本邦において実施された同様の集中的多因子介入試験である J-DOIT3[16]においては，心不全の発症頻度に通常治療群と有意な差は認められなかった．

以上より，フィットネス量の増加や食事量の制限などを中心とした十分な体重減少が，肥満 2

型糖尿病患者の心血管イベントの発症抑制に有効であるものの，そのような介入による心不全そのものの発症予防に対する有効性を示す直接的なエビデンスはいまだ十分確立していないのが現状である．しかし，Lifestyle への介入に加えて，血圧や脂質，血糖などに対する薬物療法も含めた包括的な介入の実施は，糖尿病治療に必須であり，心不全の発症予防に対しても有用である可能性が高いと考えらえる．

文献

1）Cavender MA, Steg PG, Smith SC Jr, et al. Impact of Diabetes Mellitus on Hospitalization for Heart Failure, Cardiovascular Events, and Death: Outcomes at 4 Years From the Reduction of Atherothrombosis for Continued Health (REACH) Registry. Circulation. 2015; **132**: 923-931.

2）Kenchaiah S, Evans JC, Levy D, et al. Obesity and the risk of heart failure. N Engl J Med. 2002; **347**: 305-313.

3）Nichols GA, Gullion CM, Koro CE, et al. The incidence of congestive heart failure in type 2 diabetes: an update. Diabetes Care. 2004; **27**: 1879-1884.

4）Aune D, Sen A, Norat T, et al. Body Mass Index, Abdominal Fatness, and Heart Failure Incidence and Mortality: A Systematic Review and Dose-Response Meta-Analysis of Prospective Studies. Circulation. 2016; **133**: 639-649.

5）Pandey A, LaMonte M, Klein L, et al. Relationship Between Physical Activity, Body Mass Index, and Risk of Heart Failure. J Am Coll Cardiol. 2017; **69**: 1129-1142.

6）Savji N, Meijers WC, Bartz TM, et al. The Association of Obesity and Cardiometabolic Traits With Incident HFpEF and HFrEF. JACC Heart Fail. 2018; **6**: 701-709.

7）Pandey A, Garg S, Khunger M, et al. Dose-Response Relationship Between Physical Activity and Risk of Heart Failure: A Meta-Analysis. Circulation. 2015; **132**: 1786-1794.

8）Echouffo-Tcheugui JB, Butler J, Yancy CW, Fonarow GC. Association of Physical Activity or Fitness With Incident Heart Failure: A Systematic Review and Meta-Analysis. Circ Heart Fail. 2015; **8**: 853-861.

9）急性・慢性心不全診療ガイドライン 2017 年改訂版，2018.

10）Wing RR, Bolin P, Brancati FL, et al. Cardiovascular effects of intensive lifestyle intervention in type 2 diabetes. N Engl J Med. 2013; **369**: 145-154.

11）Gregg EW, Jakicic JM, Blackburn G, et al. Association of the magnitude of weight loss and changes in physical fitness with long-term cardiovascular disease outcomes in overweight or obese people with type 2 diabetes: a post-hoc analysis of the Look AHEAD randomised clinical trial. Lancet Diabetes Endocrinol. 2016; **4**: 913-921.

12）Gaede P, Vedel P, Larsen N, et al. Multifactorial intervention and cardiovascular disease in patients with type 2 diabetes. N Engl J Med. 2003; **348**: 383-393.

13）Gaede P, Lund-Andersen H, Parving HH, Pedersen O. Effect of a multifactorial intervention on mortality in type 2 diabetes. N Engl J Med. 2008; **358**: 580-591.

14）Gaede P, Oellgaard J, Carstensen B, et al. Years of life gained by multifactorial intervention in patients with type 2 diabetes mellitus and microalbuminuria: 21 years follow-up on the Steno-2 randomised trial. Diabetologia. 2016; **59**: 2298-2307.

15）Oellgaard J, Gaede P, Rossing P, et al. Reduced risk of heart failure with intensified multifactorial intervention in individuals with type 2 diabetes and microalbuminuria: 21 years of follow-up in the randomised Steno-2 study. Diabetologia. 2018; **61**: 1724-1733.

16）Ueki K, Sasako T, Okazaki Y, et al. Effect of an intensified multifactorial intervention on cardiovascular outcomes and mortality in type 2 diabetes (J-DOIT3): an open-label, randomised controlled trial. Lancet Diabetes Endocrinol. 2017; **5**: 951-964.

2. 薬物療法

1. 心不全治療薬

心不全治療でエビデンスが確立しているACE阻害薬，ARB，β遮断薬の効果について，糖尿病を合併する心不全症例のみを対象として評価した臨床試験は報告されていない．しかし，ACE阻害薬やARBを用いた大規模試験のサブ解析では，糖尿病の有無にかかわらず同等の効果が報告されている[1~3]．β遮断薬に関しても，糖尿病の有無にかかわらず同等の有効性が期待される[4,5]．その一方で，β遮断薬は糖代謝への悪影響や低血糖症状をマスクすると危惧されたが，同薬が持つ死亡率低下効果を考慮すると，糖尿病合併の症候性慢性心不全(特に心筋梗塞合併例)の治療においてβ遮断薬を中止すべきではない．また，β遮断薬が糖代謝に及ぼす影響はすべてのβ遮断薬で同等ではなく，高血圧患者におけるカルベジロールとメトプロロール酒石酸塩の比較では，カルベジロール投与群においてインスリン抵抗性の改善と微量アルブミン尿の減少が報告されている[6]．したがって，現在心不全治療に広く用いられているカルベジロールやビソプロロールなど糖代謝への影響が少ない薬剤を適切に選択する[7]．MRAも糖尿病の有無にかかわらず心不全への有効性が認められている[8,9]．以上より，糖尿病合併心不全症例において，非合併例と比べた特異的な心不全治療薬は現時点ではないことから，一般的な心不全治療薬のなかから糖代謝への影響が少ない薬剤を用いる．

2 予防・治療

2. 糖尿病治療薬

1) 糖尿病の治療目標

心不全合併の有無にかかわらず糖尿病患者に対する厳格な血糖管理が心不全の発症予防に有効であるかどうかは議論がある[10~13]．これには，低血糖による交感神経の賦活化や炎症などを介した心血管系への悪影響が一部想定されている[14]．したがって，低血糖を避け，個別の薬剤における心不全に対するエビデンスをもとに，個別のHbA1cの管理目標値を設定することが妥当である．米国では，心不全合併症例(妊婦を除く)におけるHbA1cの管理目標を7%未満と設定しており[15]，本邦の糖尿病治療ガイドにおける「糖尿病の合併症予防のための管理目標」に該当している．

2) 糖尿病治療薬と心不全

糖尿病治療薬を用いた心血管アウトカム試験では，心不全入院を中心とする心不全関連アウトカムに対して注目が集まっている．以下に，心不全とのリスク/ベネフィットにかかわらず関連が指摘されている主な糖尿病治療薬について，心血管アウトカム試験の結果を中心にクラス毎の見解を示す(2-1-2-Ⅱの表1参照)．

a) チアゾリジン薬

チアゾリジン薬はステージCの症候性心不全に対して禁忌である．主たる理由は，腎臓でのNa

再吸収亢進による体液貯留であるが，チアゾリジン薬が心機能抑制や心筋障害を惹起する報告はない．無症候性心不全のステージA・Bにおいてその使用を制限するエビデンスに乏しいが，浮腫など体液貯留に応じて用量調整や塩分制限，利尿薬による体液管理を併せて実施する必要がある．また，SGLT2阻害薬との併用による心不全リスクの軽減も期待されているが[16]，更なる検証が必要である．

b) ビグアナイド薬

ビグアナイド薬は，乳酸アシドーシスの懸念から心血管系と肺機能に高度の障害を有する患者では禁忌である．近年の研究で，心不全合併糖尿病においてビグアナイド薬が心不全入院や総死亡を有意に低下したことから[17~21]，欧米では禁忌が解除され，腎機能が安定した(eGFR>30mL/min/1.73m^2)慢性心不全合併糖尿病患者においても第一選択薬とされている[22]．しかし，欧米においても急性心不全など血行動態が不安定な心不全には禁忌であり，本邦でも心不全患者における有効性を示すエビデンスが乏しいことから原則禁忌である．本邦における心不全の一次予防効果についても今後の課題である．

c) インクレチン関連薬

DPP-4阻害薬を用いた心血管アウトカム試験で，SAVOR-TIMI 53試験(サキサグリプチン)では，心不全入院がサキサグリプチン群において有意に増加し[23]，急性冠症候群を発症した2型糖尿病患者を対象としたEXAMINE試験(アログリプチン)においても増加傾向であった[24]．一方，TECOS試験(シタグリプチン)では，心不全入院の有意な増加は認められなかった[25]．腎機能が低下した症例の頻度が高い集団を対象としたCARMELINA(リナグリプチン)でも，心不全入院のリスク増加は認められなかったことから，腎障害例においての安全性が示唆された．

GLP-1受容体作動薬を用いた心血管アウトカム試験においては，同薬による心不全入院に対する有意な影響は認められなかった[26~32]．HFrEFの急性心不全を対象としたFIGHT試験(リラグルチド)[33]では，糖尿病合併例において心不全リスクの増大傾向が認められた[34]．

以上より，インクレチン関連薬の心不全に対する影響は少ないが，一部の薬剤と病態によっては，個別に心不全リスクへの配慮が必要である．

d) SGLT2阻害薬

SGLT2阻害薬(エンパグリフロジン，カナグリフロジン，ダパグリフロジン)は，心血管疾患の高リスク糖尿病患者における心不全予防に対する有用性が心血管アウトカム試験で示された[35~37]．しかし，それらの対象患者の心不全合併の割合は10～15%で，SGLT2阻害薬がどの心不全の病態・ステージに対して有用か，その作用機序など不明な点も多い[38, 39]．

2019年9月に公表された2型糖尿病の有無にかかわらず左室駆出率が低下した心不全を対象としたDAPA-HF試験(ダパグリフロジン)において，入院を含む心不全の増悪および心血管死を有意に低下させたことが報告され，心不全症例に対するSGLT2阻害薬の有効性が示唆された[40]．

e) その他の糖尿病治療薬

インスリン，スルホニル尿素薬，グリニド薬，α-グルコシダーゼ阻害薬は，心不全に対する明らかな有効性および有害性は示されておらず，一般にその使用に臨床的な制限はない．

3. まとめ

糖尿病合併の心不全例における心不全治療薬は，標準的心不全治療薬を非糖尿病患者と同様に

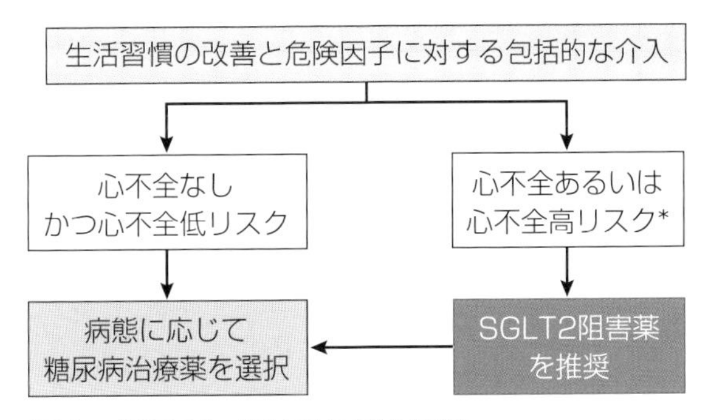

図1 糖尿病における心不全予防

*心不全高リスクは，BNP 100pg/mL 以上もしくは NT-proBNP 400pg/mL 以上，心筋梗塞の既往，eGFR 30mL/min/1.73m² 以上の慢性腎臓病など

用いることが推奨される．

慢性心不全の急性増悪を含む心不全予防を考慮した糖尿病治療として，生活習慣改善と危険因子に対する包括的介入に加えて，ステージC・Dの症候性心不全や，ステージBの潜在的な心不全高リスク群(BNPやNT-proBNPの上昇，心筋梗塞既往，eGFR 30mL/min/1.73m² 未満を除く慢性腎臓病など)に対しては，SGLT2阻害薬の使用を推奨する(図1)．利尿薬との併用時は脱水予防のため，適宜利尿薬の用量調整を検討する．高度腎機能障害や有害事象への懸念などによりSGLT2阻害薬の適応に乏しい例や，糖尿病治療薬の追加が必要な症例では，心機能や心不全に対して有害性が少ない薬剤を病態に応じて選択する．

文献

1) Granger CB, McMurray JJ, Yusuf S, et al. Effects of candesartan in patients with chronic heart failure and reduced left-ventricular systolic function intolerant to angiotensin-converting-enzyme inhibitors: the CHARM-Alternative trial. Lancet. 2003; **362**: 772-776.
2) McMurray JJ, Ostergren J, Swedberg K, et al. Effects of candesartan in patients with chronic heart failure and reduced left-ventricular systolic function taking angiotensin-converting-enzyme inhibitors: the CHARM-Added trial. Lancet. 2003; **362**: 767-771.
3) Shekelle PG, Rich MW, Morton SC, et al. Efficacy of angiotensin-converting enzyme inhibitors and beta-blockers in the management of left ventricular systolic dysfunction according to race, gender, and diabetic status: a meta-analysis of major clinical trials. J Am Coll Cardiol. 2003; **41**: 1529-1538.
4) Deedwania PC, Giles TD, Klibaner M, et al. Efficacy, safety and tolerability of metoprolol CR/XL in patients with diabetes and chronic heart failure: experiences from MERIT-HF. Am Heart J. 2005; **149**: 159-167.
5) Haas SJ, Vos T, Gilbert RE, Krum H. Are beta-blockers as efficacious in patients with diabetes mellitus as in patients without diabetes mellitus who have chronic heart failure? A meta-analysis of large-scale clinical trials. Am Heart J. 2003; **146**: 848-853.
6) Bakris GL, Fonseca V, Katholi RE, et al. Metabolic effects of carvedilol vs metoprolol in patients with type 2 diabetes mellitus and hypertension: a randomized controlled trial. JAMA. 2004; **292**: 2227-2236.
7) Arnold SV, Spertus JA, Lipska KJ, et al. Type of beta-blocker use among patients with versus without diabetes after myocardial infarction. Am Heart J. 2014; **168**: 273-279.e1.
8) Zannad F, McMurray JJ, Krum H, et al. Eplerenone in patients with systolic heart failure and mild symptoms. N Engl J Med. 2011; **364**: 11-21.
9) Pitt B, Zannad F, Remme WJ, et al. The effect of spironolactone on morbidity and mortality in patients with severe heart failure. Randomized Aldactone Evaluation Study Investigators. N Engl J Med. 1999; **341**: 709-717.

10) Iribarren C, Karter AJ, Go AS, et al. Glycemic control and heart failure among adult patients with diabetes. Circulation. 2001; **103**: 2668-2673.
11) Aguilar D, Bozkurt B, Ramasubbu K, Deswal A. Relationship of hemoglobin A1C and mortality in heart failure patients with diabetes. J Am Coll Cardiol. 2009; **54**: 422-428.
12) Turnbull FM, Abraira C, Anderson RJ, et al. Intensive glucose control and macrovascular outcomes in type 2 diabetes. Diabetologia. 2009; **52**: 2288-2298.
13) Elder DH, Singh JS, Levin D, et al. Mean HbA1c and mortality in diabetic individuals with heart failure: a population cohort study. Eur J Heart Fail. 2016; **18**: 94-102.
14) Connelly KA, Yan AT, Leiter LA, et al. Cardiovascular Implications of Hypoglycemia in Diabetes Mellitus. Circulation. 2015; **132**: 2345-2350.
15) Bozkurt B, Aguilar D, Deswal A, et al. Contributory Risk and Management of Comorbidities of Hypertension, Obesity, Diabetes Mellitus, Hyperlipidemia, and Metabolic Syndrome in Chronic Heart Failure: A Scientific Statement From the American Heart Association. Circulation. 2016; **134**: e535-e578.
16) DeFronzo RA, Chilton R, Norton L, et al. Revitalization of pioglitazone: the optimum agent to be combined with a sodium-glucose co-transporter-2 inhibitor. Diabetes Obes Metab. 2016; **18**: 454-462.
17) Eurich DT, Majumdar SR, McAlister FA, et al. Improved clinical outcomes associated with metformin in patients with diabetes and heart failure. Diabetes Care. 2005; **28**: 2345-2351.
18) Andersson C, Olesen JB, Hansen PR, et al. Metformin treatment is associated with a low risk of mortality in diabetic patients with heart failure: a retrospective nationwide cohort study. Diabetologia. 2010; **53**: 2546-2553.
19) Aguilar D, Chan W, Bozkurt B, et al. Metformin use and mortality in ambulatory patients with diabetes and heart failure. Circ Heart Fail. 2011; **4**: 53-58.
20) Eurich DT, Weir DL, Majumdar SR, et al. Comparative safety and effectiveness of metformin in patients with diabetes mellitus and heart failure: systematic review of observational studies involving 34,000 patients. Circ Heart Fail. 2013; **6**: 395-402.
21) Crowley MJ, Diamantidis CJ, McDuffie JR, et al. Clinical Outcomes of Metformin Use in Populations With Chronic Kidney Disease, Congestive Heart Failure, or Chronic Liver Disease: A Systematic Review. Ann Intern Med. 2017; **166**: 191-200.
22) Cosentino F, Grant PJ, Aboyans V, et al. 2019 ESC Guidelines on diabetes, pre-diabetes, and cardiovascular diseases developed in collaboration with the EASD. Eur Heart J. 2019 Aug 31. pii: ehz486. doi: 10.1093/eurheartj/ehz486. [Epub ahead of print]
23) Scirica BM, Bhatt DL, Braunwald E, et al. Saxagliptin and cardiovascular outcomes in patients with type 2 diabetes mellitus. N Engl J Med. 2013; **369**: 1317-1326.
24) White WB, Cannon CP, Heller SR, et al. Alogliptin after acute coronary syndrome in patients with type 2 diabetes. N Engl J Med. 2013; **369**: 1327-1335.
25) Green JB, Bethel MA, Armstrong PW, et al. Effect of Sitagliptin on Cardiovascular Outcomes in Type 2 Diabetes. N Engl J Med. 2015; **373**: 232-242.
26) Gerstein HC, Colhoun HM, Dagenais GR, et al. Dulaglutide and cardiovascular outcomes in type 2 diabetes (REWIND): a double-blind, randomised placebo-controlled trial. Lancet. 2019; **394**: 121-130.
27) Hernandez AF, Green JB, Janmohamed S, et al. Albiglutide and cardiovascular outcomes in patients with type 2 diabetes and cardiovascular disease (Harmony Outcomes): a double-blind, randomised placebo-controlled trial. Lancet. 2018; **392**: 1519-1529.
28) Holman RR, Bethel MA, Mentz RJ, et al. Effects of Once-Weekly Exenatide on Cardiovascular Outcomes in Type 2 Diabetes. N Engl J Med. 2017; **377**: 1228-1239.
29) Husain M, Birkenfeld AL, Donsmark M, et al. Oral Semaglutide and Cardiovascular Outcomes in Patients with Type 2 Diabetes. N Engl J Med. 2019; **381**: 841-851.
30) Marso SP, Bain SC, Consoli A, et al. Semaglutide and Cardiovascular Outcomes in Patients with Type 2 Diabetes. N Engl J Med. 2016; **375**: 1834-1844.
31) Marso SP, Daniels GH, Brown-Frandsen K, et al. Liraglutide and Cardiovascular Outcomes in Type 2 Diabetes. N Engl J Med. 2016; **375**: 311-322.
32) Pfeffer MA, Claggett B, Diaz R, et al. Lixisenatide in Patients with Type 2 Diabetes and Acute Coronary Syndrome. N Engl J Med. 2015; **373**: 2247-2257.
33) Margulies KB, Hernandez AF, Redfield MM, et al. Effects of Liraglutide on Clinical Stability Among Patients With Advanced Heart Failure and Reduced Ejection Fraction: A Randomized Clinical Trial. JAMA. 2016; **316**: 500-508.
34) Rosenstock J, Perkovic V, Johansen OE, et al. Effect of Linagliptin vs Placebo on Major Cardiovascular Events in Adults With Type 2 Diabetes and High Cardiovascular and Renal Risk: The CARMELINA Randomized Clinical Trial. JAMA. 2019; **321**: 69-79.

35) Sharma A, Cooper LB, Fiuzat M, et al. Antihyperglycemic Therapies to Treat Patients With Heart Failure and Diabetes Mellitus. JACC Heart Fail. 2018; **6**: 813-822.
36) Zelniker TA, Wiviott SD, Raz I, et al. SGLT2 inhibitors for primary and secondary prevention of cardiovascular and renal outcomes in type 2 diabetes: a systematic review and meta-analysis of cardiovascular outcome trials. Lancet. 2019; **393**: 31-39.
37) Zelniker TA, Wiviott SD, Raz I, et al. Comparison of the Effects of Glucagon-Like Peptide Receptor Agonists and Sodium-Glucose Cotransporter 2 Inhibitors for Prevention of Major Adverse Cardiovascular and Renal Outcomes in Type 2 Diabetes Mellitus. Circulation. 2019; **139**: 2022-2031.
38) Butler J, Hamo CE, Filippatos G, et al. The potential role and rationale for treatment of heart failure with sodium-glucose co-transporter 2 inhibitors. Eur J Heart Fail. 2017; **19**: 1390-1400.
39) McMurray JJV, DeMets DL, Inzucchi SE, et al. A trial to evaluate the effect of the sodium-glucose co-transporter 2 inhibitor dapagliflozin on morbidity and mortality in patients with heart failure and reduced left ventricular ejection fraction (DAPA-HF). Eur J Heart Fail. 2019; **21**: 665-675.
40) McMurray JJV, Solomon SD, Inzucchi SE, et al. Dapagliflozin in Patients with Heart Failure and Reduced Ejection Fraction. N Engl J Med. 2019 Sep 19. doi: 10.1056/NEJMoa1911303. [Epub ahead of print]

3　糖代謝異常者における心房細動の治療

糖尿病症例を対象とした心房細動の予防・治療に関するエビデンスは現時点で不十分である．2型糖尿患者は心房細動の合併率が高いことが報告されている[1]．心房細動は，心原性脳塞栓症やうっ血性心不全の原因となり，心房細動の合併は，糖尿患者の生命予後とQOLを大きく左右すると思われる．近年，心房細動治療には大きな進歩がある．糖尿病患者の心房細動を早期に発見して，適切な治療を受けられるよう配慮いただきたい．

1．心房細動治療の方針の立て方

心房細動の治療に際し重要なことは，不整脈以外の補正可能な病態の改善を優先することである．すなわち，高血圧，心機能低下，虚血などがあれば，それらの改善を優先する．これまで心房細動治療の目標は，洞調律を維持することに向けられてきたが，2000年以降，欧米から相次いで発表された大規模臨床試験の結果[2]，これまでの抗不整脈薬による洞調律維持(rhythm control，洞調律化・再発予防)が心拍数調節(rate control)に勝るものではないことが示された[3]．

心房細動の管理上，最も注意しなくてはならいことは脳塞栓症(心原性脳梗塞)の合併であり，その発症頻度を低下させるため，まず抗凝固療法の要否を判断し，適応があり，禁忌がないと判断されたら抗凝固療法を開始する(図1)[3]．その後，状況に応じ洞調律維持あるいは心拍数調節を選択する．心房細動では洞調律が維持された場合でも，塞栓症高リスク例には抗凝固療法を終生継続することが必要である[4]．

心拍数調節は，予後を悪化させることなく，抗不整脈薬の副作用などを考慮するとむしろ安全な治療法である．実際，多くの症例で持続化，慢性化への移行が認められ，慢性化した症例では心拍数調節と抗凝固療法だけで満足なQOLが得られることも多い．しかし，心房細動で発作が再発するたびに不快な自覚症状で苦しむ症例がいるのも事実である[3]．日本で行われたJ-RHYTHM Studyは，発作性と持続性心房細動それぞれについて，いずれも無作為に洞調律維持か心拍数調節かに割り付け，3年間にわたって調査した．一次エンドポイントには死亡，症候性脳梗塞，全身性塞栓症，重大な出血，心不全による入院に「被験者の基本的治療法に対する忍容性」を加えた．その結果，発作性心房細動の治療で「忍容性」が最も重要な評価項目であることが明らかとなったが，死亡率，心血管疾患発症率には差がみられなかった[5]．

洞調律維持のために用いる，抗不整脈薬には無視し得ない重篤な副作用の発現があり，長期的展望に立つと洞調律維持には限界がある．最近，急速に広まっているカテーテルアブレーションは，器具の改良，手技の向上もあり，安全に，有効に実施できる専門施設が日本に多数ある．発作性ばかりでなく，持続性心房細動でも，洞調律維持が期待でき，脳梗塞のリスク軽減効果，生命予後の改善が期待される[6]．心房細動の診断をつけたなら，脳塞栓症や左房の拡大が生じる前に，積極的にカテーテルアブレーションの適応について循環器専門医にコンサルトすることが望まれる．

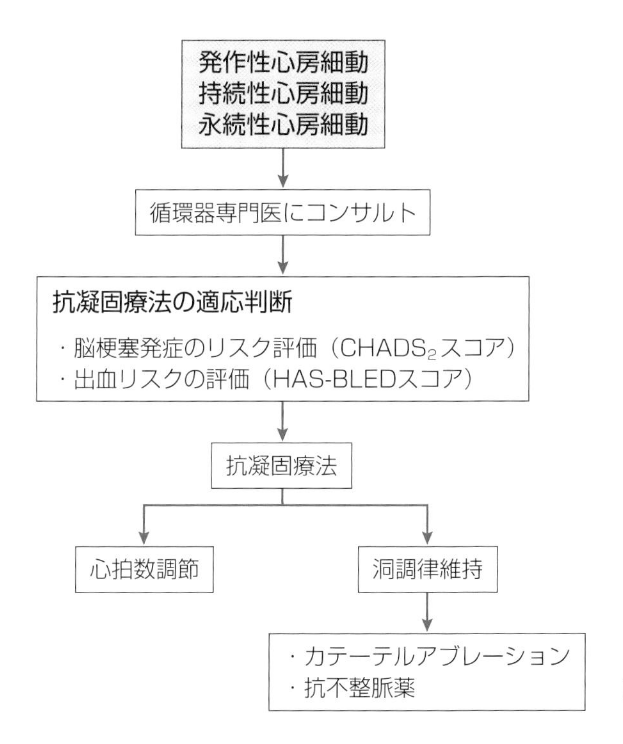

図 1　心房細動の治療方針

2. 抗凝固療法の適応と方法

抗凝固療法の適応と方法を決めるうえでは，脳梗塞発症と出血のリスクを適切に評価する必要がある[3]．

1) 脳梗塞発症のリスク評価

非弁膜症性心房細動では，脳梗塞のリスク評価を行ったうえで適切な抗血栓療法を選択することが奨励される．脳梗塞のリスクを評価する方法として $CHADS_2$ スコアが日本では一般的に使用されている．「弁膜症性」心房細動とはリウマチ性僧帽弁疾患（主に狭窄症），人工弁（機械弁，生体弁）置換術後を指す．非弁膜症性心房細動では，脳梗塞発症のリスクが集積すると脳梗塞の発症率が上昇することが注目され，$CHADS_2$ スコア（0～6 点）が提唱されている（表 1）[7]．これは Conges-

表 1　$CHADS_2$ スコア

	危険因子		スコア
C	Congestive heart failure/ LV dysfunction	心不全，左室機能不全	1
H	Hypertension	高血圧	1
A	Age≧75y	75 歳以上	1
D	Diabetes mellitus	糖尿病	1
S2	Stroke/TIA	脳梗塞，TIA の既往	2
	合計		0～6

TIA：一過性脳虚血発作
(Gage BF, et al. JAMA. 2001; 285: 2864-2870.[7] より引用)

tive heart failure, Hypertension, Age≧75, Diabetes mellitus, Stroke/TIA の頭文字をとって命名されたスコアで，脳梗塞年間発症率が 5～8%/year 程度である前 4 つの項目で各 1 点を，12%/year に達する Stroke/TIA の既往には 2 点を付与し，合算して算出する．

$CHADS_2$ スコアは簡便で有用であり，まず行うべき脳梗塞のリスク評価方法であるが，非弁膜症性心房細動患者の半数がワルファリン療法の有効性が確立していない 0 点や 1 点である．$CHADS_2$ スコア 1 点以下の群における脳梗塞発症率は 2 点以上のそれと比較して低いものの，絶対数が多いため脳梗塞発症絶対数は相当数に達することになる．本スコア法は簡便で広く用いられ高リスク群の抽出に優れているが，真の低リスク症例の抽出力が弱く，0 点や 1 点の群から脳梗塞の発症例が少なくないことが問題として指摘されている．そのため，低リスクの抽出ために CHA_2DS_2-VASc スコアが開発されたが，複雑な指標は実際には使用困難であり，より簡便な $CHADS_2$ スコアを用いながら，CHA_2DS_2-VASc スコアを補完的に使用することが実地診療では現実的と思われる．

2) 抗凝固療法中の出血リスクの評価と対策

各種出血危険因子から出血を予測するスコアとして，比較的簡便な HAS-BLED スコアが提唱された（表 2）[8]．HAS-BLED スコア（0～9 点）で 0 点を低リスク（年間の重大な出血発症リスク 1%），1～2 点を中等度リスク（同 2～4%），3 点以上を高リスク（同 4～6%）と評価する [9]．

表 2　HAS-BLED スコア

	臨床像	ポイント
H	高血圧*1	1
A	腎機能障害，肝機能障害（各 1 点）*2	2
S	脳卒中	1
B	出血*3	1
L	不安定な国際標準比（INR）*4	1
E	高齢者（> 65 歳）	1
D	薬剤，アルコール（各 1 点）*5	2
	合計	9

*1：収縮期血圧 > 160 mmHg
*2：腎機能障害：慢性透析や腎移植，血清クレアチニン > 200 μmol/L（2.26 mg/dL）以上．肝機能障害：慢性肝障害（肝硬変など）または検査値異常（ビリルビン値 > 正常上限 × 2 倍，AST/ALT/ALP > 正常上限 × 3 倍）．
*3：出血歴，出血傾向（出血素因，貧血など）
*4：INR 不安定，高値または TTR（time in therapeutic range）< 60%.
*5：抗血小板薬や NSAIDs 併用，アルコール依存症
（Pisters R, et al. Chest. 2010; 138: 1093-1100.[8] より引用）

3) 抗凝固療法の実際

抗凝固療法による脳梗塞のリスク軽減効果が，出血リスクを上回ると判断される場合は，抗凝固療法を積極的に行うべきである [3]．糖尿病患者では，糖尿病であるという点からすでに $CHADS_2$ スコアが 1 点以上あり，ほとんどの症例が抗凝固療法の適応である．心房細動症例に対して，抗凝固薬でなく，アスピリンなどの抗血小板薬が用いられていることをみかける．しかし，アスピリンは，心房細動症例に投与しても脳梗塞予防効果はなく，重篤な出血性合併症を増やすことが示されている [10]．心房細動患者の脳塞栓症予防のために，抗血小板薬は投与すべきでない．

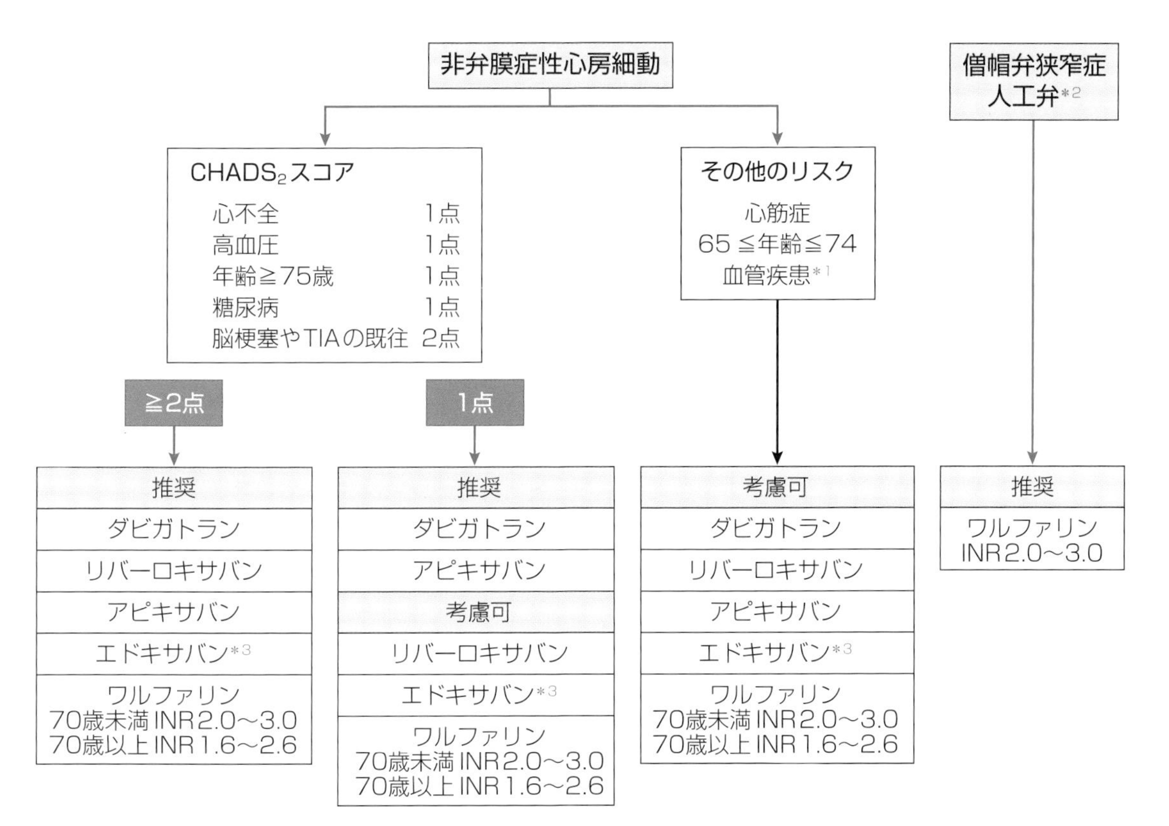

図2　心房細動における抗凝固療法

同等レベルの適応がある場合，新規経口抗凝固薬がワルファリンよりも望ましい．
*1：血管疾患とは心筋梗塞の既往，大動脈プラーク，および末梢動脈疾患などを指す．
*2：人工弁は機械弁，生体弁をともに含む．
*3：2013年12月の時点では保険適応未承認．
（心房細動治療（薬物）ガイドライン（2013年改訂版），p.21［図7］　http://www.j-circ.or.jp/guideline/pdf/ JCS2013_inoue_h.pdf［2020年1月27日閲覧］より引用）

a) ワルファリン

ワルファリン療法を行う場合は，70歳未満の症例ではPT-INR 2.0～3.0，70歳以上ではPT-INR 1.6～2.6でのコントロールが推奨される[3]．欧米で行われた6つのランダム化比較試験のメタ解析によると，非弁膜症性心房細動におけるワルファリン療法は脳梗塞の発症を68%減少させた[11]．$CHADS_2$スコア1点以下の例にワルファリン療法を選択した場合，脳梗塞予防効果が出血性合併症のリスクを上回って有効といえないので，$CHADS_2$スコア1点ではワルファリン療法は「考慮可」にとどまる（図2）．

b) 直接経口抗凝固薬（DOACs）

ワルファリンは50年近くにわたり唯一の経口抗凝固薬として使用されてきたが，2011年にダビガトランが直接経口抗凝固薬（direct oral anticoagulants：DOACs）として発売されて以降，現在4種類が使用可能である（表3）．いずれも，ワルファリンを比較対照とした国際第Ⅲ相試験で，有効性と安全性を示した[12~16]．DOACsはトロンビンや第Xa因子を選択的に阻害することで抗凝固作用を示すため，効果に食事による影響がほとんどない．ワルファリンと比較した新規経口抗凝固薬のメリットは，効果判定のための定期的な採血が不要であることや患者により投与量の頻回

表３　直接経口抗凝固薬（DOACs）

製品名	プラザキサ	イグザレルト	エリキュース	リクシアナ
一般名	ダビガトラン	リバーロキサバン	アピキサバン	エドキサバン
標的因子	トロンビン	第Ⅹa因子	第Ⅹa因子	第Ⅹa因子
規格	75mg/110mg	10mg/15mg	2.5mg/5mg	15mg/30mg/60mg
通常１日量 （非弁膜症性心房細動に対して）	300mg または 220mg	15mg	10mg	60mg
内服回数	1日2回	1日1回	1日2回	1日1回
減量基準	必要に応じて（以下の患者では110mg/日，2回を考慮して，慎重投与） • 30≦Ccr≦50mL/min • P-糖蛋白阻害剤併用 • 70歳以上 • 消化管出血の既往を有する患者	30≦Ccr＜50mL/min（ただし15≦Ccr＜30mL/minは慎重投与）	以下の基準の2つ以上に該当（80歳以上，体重60kg以下，血清クレアチニン1.5mg/dL以上）	以下の基準の1つ以上が該当（体重60kg以下，30≦Ccr＜50mL/min，P-糖蛋白阻害剤併用，ただし，15≦Ccr＜30mL/minは慎重投与）
減量時，1日量	220mg	10mg	5mg	30mg
禁忌	Ccr＜30mL/min	Ccr＜15mL/min	Ccr＜15mL/min	Ccr＜15mL/min
他の剤型		細粒あり		OD錠あり
中和薬	有	無	無	無

Ccr（クレアチニンクリアランス）は，Cockcroft-Gaultの計算式を用いて算出すること．

の調整が不要であること，頭蓋内出血発生率がかなり低いこと，他の薬剤との相互作用が少ないこと，効果が速やかに現れ，半減期が短いため術前ヘパリンへの置換が不要ないしは短期間であることなどがあげられる．一方，デメリットとして，高度腎機能低下例では投与できないことや，半減期が短く服用忘れによる効果低下が早いこと，重大な出血の際の対策が十分確立していないこと，薬価が高く患者の負担増加となることなどがある．また，各種減量基準があるので注意を要する．腎機能低下例では，禁忌となり注意が必要である（表３）．

ダビガトランやアピキサバンは，$CHADS_2$スコア1点でも重大な出血や頭蓋内出血がワルファリン群よりも明らかに少ないことから「推奨」と考えられる（図２）[3,12,15]．第Ⅲ相試験において，リバーロキサバンを対象としたROCKET AF試験[14]とJ-ROCKET AF試験[16]，またエドキサバンを対象としたENGAGE AF-TIMI 48試験[13]においては，登録対象者は$CHADS_2$スコア2点以上の症例で，$CHAD_2$スコア1点の症例が登録されておらずそのデータがないことから，リバーロキサバンとエドキサバンは$CHADS_2$スコア1点での投与を「考慮可」とされている[3]．

c）抜歯や手術時の抗凝固療法

抗血栓薬継続下での抜歯の安全性はランダム化比較試験や観察研究として報告されている[17]．2010年には，日本の歯科三学会合同の『科学的根拠に基づく抗血栓療法患者の抜歯に関するガイドライン』が作成され，抜歯前72時間以内にPT-INRを測定しPT-INRが3.0以下であることを確認し，ワルファリン療法継続下で抜歯を行うことが推奨された[18]．新規経口抗凝固薬については十分なエビデンスは確立されていないが，ワルファリンに準じて継続下での抜歯が勧められる[3]．

体表の小手術で，術後出血への対応が容易な場合は抜歯と同様の対策が望まれる．白内障手術時は，角膜や水晶体には血管がなく出血を伴いにくいことから，多くの眼科医が抗血栓療法継続下での手術を実践している[3]．

大手術の場合は，入院のうえ，ワルファリンを中止しヘパリンを開始する[3]．ヘパリンはAPTT

を対照の1.5〜2.5倍に延長するように投与量を調整する．手術の4〜6時間前にヘパリンを中止するかプロタミンでヘパリンの効果を中和し，術前にAPTTを確認する．術後は可及的速やかにヘパリンとワルファリンを再開し，PT-INRが治療域に入ったらヘパリンを中止する．ダビガトランについてはCcrが50mL/min以上であれば1〜2日，30〜49mL/minであれば2〜4日間投与を中止し，中止12時間後から必要に応じてヘパリン置換を行う．リバーロキサバン，エドキサバンは24時間前の中止と必要に応じたヘパリン置換を行う．アピキサバンは出血のリスクに応じて24〜48時間の中止とヘパリン置換を考慮する．

抗血栓療法をできるだけ継続する立場から，抗血栓薬を中断する場合に半減期の短いヘパリンでのブリッジがしばしば行われる．ヘパリンはAPTTを対照の1.5〜2.5倍に延長するよう投与量を調整する．ヘパリンブリッジの有用性は確立していないが，ヘパリンでブリッジする場合はヘパリンの用量管理を厳重に行うべきであろう[3]．

2012年，日本消化器内視鏡学会の『抗血栓薬服用者に対する消化器内視鏡診療ガイドライン』が改訂された[19]．①通常消化器内視鏡(観察)，②内視鏡的粘膜生検(超音波内視鏡下穿刺吸引術を除く)，③出血低危険度の消化器内視鏡(バルーン内視鏡，マーキング，消化管・膵管・胆管ステント留置術，内視鏡的乳頭バルーン拡張術)，④出血高危険度の消化器内視鏡(ポリペクトミー，内視鏡的粘膜切除術など)の4つである．内視鏡的粘膜生検や出血低危険度の内視鏡の場合には，抗血小板薬，抗凝固薬のいずれか1剤を服用している場合には休薬なくて施行してもよい．2017年には，『抗血栓薬服用者に対する消化器内視鏡診療ガイドライン　直接経口抗凝固薬(DOACs)を含めた抗凝固薬に関する追補2017』[20]が発表された．出血高危険度の消化器内視鏡において，DOACs服用者は前日まで内服を継続し，処置当日の朝から内服を中止する．内服は翌日の朝から再開することが推奨されている．

ワルファリンの場合は，PT-INRが通常の治療域であることを確認して生検する．2剤以上を併用している場合には症例に応じて慎重な対応が求められ，抗凝固薬はヘパリン置換が原則である．出血高危険度の消化器内視鏡検査では，大手術に準じた一時的中止と必要に応じてヘパリン置換を行う．

3. 心拍数調節の適応と方法

器質的心疾患がなくても，高頻度の心拍数の心房細動が持続すると心不全となるおそれがある．これを予防するために心房細動中の心拍数を130拍/min以上にしないことが重要である．心拍数調節には，β遮断薬，非ジヒドロピリジン系Ca拮抗薬(ベラパミル，ジルチアゼム)，ジギタリスが選択される．しかし，ジギタリスによる心拍数調節では死亡率が高くなることが各種の研究で示唆されており，他の薬物で心拍数がどうしてもコントロールできない場合に限られると思われる[21]．複数の薬剤を使用しても心拍数調節がうまくいかないか，抗不整脈薬あるいはカテーテルアブレーションによる肺静脈隔離術によっても洞調律維持がうまくいかない例では，房室結節のカテーテルアブレーションとペースメーカー併用による心拍数調節を図ることもまれに選択されるが，適応については，循環器専門医にコンサルトすることが望まれる．

4. 薬物による洞調律維持

心房細動よりも洞調律のほうが，異常な頻脈や不規則な心拍の不快感が避けられるうえ，心臓のポンプ機能に与える心房収縮のブースター効果を期待できる点で望ましい[3]．なによりも，心房内血栓が形成されなくなることのメリットが大きい．しかし，安易な薬物的除細動，電気的除細動，抗不整脈薬による再発予防には，生命にかかわる重篤な副作用を来す場合もあり，慎重な検討を迫られる[5]．洞調律維持を図ることが望まれる場合は，循環器専門医にコンサルトして，長期的な治療方針を決定するのが妥当と思われる（図 1）．心房細動に対するカテーテルアブレーションの成功率が向上し，安全性が高まった現在，積極的にカテーテルアブレーションを勧めるのが長期予後を改善するうえで重要と思われる．

5. カテーテルアブレーション

現在，発作性心房細動もしくは持続性心房細動に対するカテーテルアブレーションの成績が向上して，急速に普及してきている．日本循環器学会発行の『心房細動治療（薬物）ガイドライン（2013 年改訂版）』では，発作性心房細動に対するカテーテルアブレーションは，有症状で，抗不整脈薬でコントロール不能で，左室機能が保たれ，左房径が 45 mm 以下で，左房内に血栓がない 75 歳以下の例については，年間 50 例以上の心房細動アブレーションを実施している施設ではクラス I とされていた[3]．しかし，最近では，発作性心房細動ばかりでなく，左房がある程度拡大した症例や持続性心房細動でも良好な成績が期待できるようになった[6]．カテーテルアブレーションと薬物療法のみを比較したラダム比較試験はなされていないが，いくつもの非ランダム化試験では，カテーテルアブレーションが，死亡率，脳梗塞を減少させることが報告されている[22]．糖尿病の患者に心房細動を発見したら，適切な抗凝固療法を開始したうえで，時期を逸しないうちにカテーテルアブレーションの適応について循環器専門医にコンサルトすることが望ましい．

6. 心房細動を合併した糖尿病患者の治療における注意点

抗不整脈薬のうち，シベンゾリンは重篤な低血糖発作を誘発することがあるので，注意を要する．また，糖尿病治療薬のうち，スルホニル尿素薬，ビグアナイド薬，α-グルコシダーゼ阻害薬は，ワルファリンの作用を増強することが報告されており，注意を要する．糖尿病治療薬には，直接経口抗凝固薬（DOACs）の減量基準に関連する P-糖蛋白阻害剤は含まれない．心拍数調節のための，β 遮断薬には，カルベジロールやビソプロロールなど糖代謝への影響が少ない薬剤を適切に選択する．

文献

1） Tadic M, Cuspidi C. Type 2 diabetes mellitus and atrial fibrillation: From mechanisms to clinical practice. Arch Cardiovasc Dis. 2015; **108**: 269-276.
2） Wyse DG, Waldo AL, DiMarco JP, et al; Atrial Fibrillation Follow-up Investigation of Rhythm Manage-

ment (AFFIRM) Investigators. A comparison of rate control and rhythm control in patients with atrial fibrillation. N Engl J Med. 2002; **347**: 1825-1833.
3) 日本循環器学会．心房細動治療(薬物)ガイドライン(2013 年改訂版)，2013.
4) Katoh T, Iinuma H, Inoue H, et al. Multicenter prospective nonrandomized study of long-term antiarrhythmic drug therapy in patients with tachyarrhythmias: Japanese Antiarrhythmics Long-Term Study-2 (JALT-2 Study). Jpn Circ J. 2001; **65**: 275-278.
5) Ogawa S, Yamashita T, Yamazaki T, et al. Optimal treatment strategy for patients with paroxysmal atrial fibrillation: J-RHYTHM Study. Circ J. 2009; **73**: 242-248.
6) Della Rocca DG, Mohanty S, Trivedi C, et al. Percutaneous Treatment of Non-paroxysmal Atrial Fibrillation: A Paradigm Shift from Pulmonary Vein to Non-pulmonary Vein Trigger Ablation? Arrhythm Electrophysiol Rev. 2018; **7**: 256-260.
7) Gage BF, Waterman AD, Shannon W, et al. Validation of clinical classification schemes for predicting stroke: results from the National Registry of Atrial Fibrillation. JAMA. 2001; **285**: 2864-2870.
8) Pisters R, Lane DA, Nieuwlaat R, et al. A novel user-friendly score (HAS-BLED) to assess 1-year risk of major bleeding in patients with atrial fibrillation: the Euro Heart Survey. Chest. 2010; **138**: 1093-1100.
9) Lip GY, Frison L, Halperin JL, Lane DA. Comparative validation of a novel risk score for predicting bleeding risk in anticoagulated patients with atrial fibrillation: the HAS-BLED (Hypertension, Abnormal Renal/Liver Function, Stroke, Bleeding History or Predisposition, Labile INR, Elderly, Drugs/Alcohol Concomitantly) score. J Am Coll Cardiol. 2011; **57**: 173-180.
10) Sato H, Ishikawa K, Kitabatake A, et al. Low-dose aspirin for prevention of stroke in low-risk patients with atrial fibrillation: Japan Atrial Fibrillation Stroke Trial. Stroke. 2006; **37**: 447-451.
11) Hart RG, Sherman DG, Easton JD, Cairns JA. Prevention of stroke in patients with nonvalvular atrial fibrillation. Neurology. 1998; **51**: 674-681.
12) Connolly SJ, Ezekowitz MD, Yusuf S, et al. Dabigatran versus warfarin in patients with atrial fibrillation. N Engl J Med. 2009; **361**: 1139-1151.
13) Giugliano RP, Ruff CT, Braunwald E, et al. Edoxaban versus warfarin in patients with atrial fibrillation. N Engl J Med. 2013; **369**: 2093-2104.
14) Patel MR, Mahaffey KW, Garg J, et al. Rivaroxaban versus warfarin in nonvalvular atrial fibrillation. N Engl J Med. 2011; **365**: 883-891.
15) Granger CB, Alexander JH, McMurray JJ, et al. Apixaban versus warfarin in patients with atrial fibrillation. N Engl J Med. 2011; **365**: 981-992.
16) Hori M, Matsumoto M, Tanahashi N, et al. Rivaroxaban vs. warfarin in Japanese patients with atrial fibrillation - the J-ROCKET AF study. Circ J. 2012; **76**: 2104-2111.
17) Evans IL, Sayers MS, Gibbons AJ, et al. Can warfarin be continued during dental extraction? Results of a randomized controlled trial. Br J Oral Maxillofac Surg. 2002; **40**: 248-252.
18) 日本有病者歯科医療学会，日本口腔外科学会，日本老年歯科医学会．科学的根拠に基づく抗血栓療法患者の抜歯に関するガイドライン，学術社，2010.
19) 藤本一眞，藤城光弘，加藤元嗣ほか．抗血栓薬服用者に対する消化器内視鏡診療ガイドライン．日本消化器内視鏡学会雑誌. 2012; **54**: 2075-2102.
20) 加藤元嗣，上堂文也，掃本誠治ほか．抗血栓薬服用者に対する消化器内視鏡診療ガイドライン　直接経口抗凝固薬(DOAC)を含めた抗凝固薬に関する追補 2017．日本消化器内視鏡学会雑誌. 2017; **59**: 1547-1558.
21) van Veldhuisen DJ, Van Gelder IC, Ahmed A, Gheorghiade M. Digoxin for patients with atrial fibrillation and heart failure: paradise lost or not? Eur Heart J. 2013; **34**: 1468-1470.
22) Mujovic N, Marinkovic M, Lenarczyk R, et al. Catheter Ablation of Atrial Fibrillation: An Overview for Clinicians. Adv Ther. 2017; **34**: 1897-1917.

3. 紹介基準

1　糖尿病専門医から循環器専門医への紹介基準

1. 無症候時の紹介基準

①患者の年齢や糖尿病の罹病期間に応じて，冠危険因子(喫煙，高血圧，脂質異常症，慢性腎臓病，家族歴，動脈硬化性疾患の既往など)の評価，胸部X線，心電図，BNPもしくはNT-proBNP測定，血管機能検査，頸動脈エコー，心エコー，非造影MDCT(冠動脈石灰化の評価)などを自施設の可能な範囲で実施し，それらの結果や経時的な変化などを参考に循環器専門医への紹介の要否を総合的に検討する．その場合，本ステートメントに記載された各循環器病の診断フローチャートなどを参考にする(特に，糖尿病患者では無症候性心筋虚血を有している可能性が高いため，糖尿病罹病期間が長い症例や，冠危険因子の重積症例などでは，循環器専門医による精査を積極的に検討する)．

②上記の検査が自施設にて実施困難な場合や，結果の解釈が困難な場合なども循環器専門医への紹介を検討する．

2. 有症候時の紹介基準

①管理目標値への到達が困難な高血圧の場合

②冠動脈疾患を疑う胸部症状や心電図変化を認めた場合

③心房細動(無症候性を含む)や，その他の不整脈(心室期外収縮の頻発など)が認められた場合

④息切れや下腿浮腫などの心不全徴候や，胸部X線での心胸郭比の拡大や肺うっ血，BNP(≧100 pg/mL)もしくはNT-proBNP(≧400 pg/mL)の上昇などを認めた場合

⑤下肢閉塞性動脈硬化症を疑う下肢症状や，ABIの低下(<0.9)を認めた場合

以上の基準を参考に施設・地域の医療状況や，社会的リソース・サポート体制などの患者背景を考慮し，循環器専門医への紹介を柔軟に判断する．また，紹介後は診断結果に応じて併診を行い，糖尿病と循環器病の治療をそれぞれ継続する．さらに，その後の治療経過に応じて循環器専門医から糖尿病専門医へ逆紹介する場合には，当該循環器病に関するその後の必要な対応も含めて情報提供を行う．

2 循環器専門医から糖尿病専門医への紹介基準

1. 糖尿病を新たに発症した場合の紹介基準
(紹介後は併診あるいは一定期間の後に循環器専門医での糖尿病治療の継続を考慮)

①血糖コントロールが著しく不良な場合(たとえば，口渇・多尿・体重減少などの症状がある場合や，空腹時血糖 250 mg/dL 以上，随時血糖 350 mg/dL 以上)，1 型糖尿病が疑われる場合(尿ケトン体陽性，抗 GAD 抗体陽性，空腹時血中 C ペプチド≦0.5 ng/mL などが 1 型糖尿病発症の目安の例としてあげられる)

②糖尿病の患者教育が必要になった場合(糖尿病の基本的な疾患概念や，他の糖尿病合併症(腎症・網膜症・神経障害)に対する患者教育が必要になった場合など)

③その他，検査や治療の方針が不明な場合

2. 糖尿病治療の大幅な変更などが望まれる場合の紹介基準
(紹介後は併診あるいは一定期間の後に循環器専門医での糖尿病治療の継続を考慮)

①血糖コントロール不良が一定期間持続する場合(通常は HbA1c 8.0%以上，高齢者は HbA1c 8.5%以上の 3 ヵ月以上の持続を目安)

②糖尿病治療の見直しを要する場合(重症低血糖が危惧される薬剤(SU 薬やインスリン療法)などの使用開始を考慮する場合など)

③糖尿病急性増悪の場合 もしくは急性合併症(ステロイド使用や，膵疾患(膵癌，膵摘出後)，感染症に伴い血糖値の急激な悪化を認めた場合，あるいは糖尿病ケトアシドーシス※，高浸透圧高血糖状態，乳酸アシドーシスなどの急性代謝失調状態)

④周術期あるいは手術にそなえて血糖コントロールを必要とする場合

⑤糖尿病の患者教育が改めて必要になった場合(糖尿病の基本的な疾患概念や，他の糖尿病合併症(腎症・網膜症・神経障害)に対する患者教育が改めて必要になった場合など)

※ SGLT2 阻害薬使用患者では，血糖値が正常に近くてもケトアシドーシス(正常血糖ケトアシドーシス)の可能性があるので注意が必要.

3. 糖尿病専門医による糖尿病の継続管理が望ましいと考えられる場合の紹介基準
(両専門医による継続的な併診体制を含めて検討)

①内因性インスリン分泌が高度に枯渇している可能性がある場合(1 型糖尿病，低血糖を頻回に繰り返す症例，ブリットル糖尿病(血糖変動が顕著)，膵切除後症例，空腹時血中 C ペプチド≦0.5 ng/mL の症例など)

以上の基準を参考に施設・地域の医療状況や，社会的リソース・サポート体制などの患者背景を考慮し，糖尿病専門医への紹介を柔軟に判断する.

索引

欧文

和　文

糖代謝異常者における循環器病の診断・予防・治療に関する
コンセンサスステートメント

2020 年 3 月 20 日　第 1 刷発行
2020 年 4 月 10 日　第 2 刷発行

監修者　日本循環器学会，日本糖尿病学会
編集者　日本循環器学会・日本糖尿病学会
　　　　合同委員会
発行者　小立鉦彦
発行所　株式会社 南 江 堂
〠113-8410 東京都文京区本郷三丁目 42 番 6 号
☎(出版) 03-3811-7236 (営業) 03-3811-7239
ホームページ https://www.nankodo.co.jp/
印刷・製本 日経印刷
装丁 星子卓也

Diagnosis, Prevention, and Treatment of Cardiovascular Diseases in People with Type 2 Diabetes and Pre-Diabetes: A Consensus Statement Jointed from The Japanese Circulation Society and The Japan Diabetes Society

定価は表紙に表示してあります．
落丁・乱丁の場合はお取り替えいたします．
ご意見・お問い合わせはホームページまでお寄せください．

Printed and Bound in Japan
ISBN978-4-524-22818-8